名家谈健康

《大众医学》杂志 70 年精华丛书

高血压防治有高招

值得珍藏的 100 个高血压防治
小知识

《大众医学》编辑部
汇编

U0188312

上海科学技术出版社

图书在版编目（CIP）数据

高血压防治有高招：值得珍藏的100个高血压防治小知识 /《大众医学》编辑部汇编. — 上海：上海科学技术出版社，2018.8

（名家谈健康）

ISBN 978-7-5478-4059-7

Ⅰ.①高…　Ⅱ.①大…　Ⅲ.①高血压 – 防治　Ⅳ.①R544.1

中国版本图书馆CIP数据核字（2018）第135544号

高血压防治有高招

值得珍藏的100个高血压防治小知识

《大众医学》编辑部　汇编

上海世纪出版（集团）有限公司

上海 科 学 技 术 出 版 社　出版、发行

（上海钦州南路 71 号　邮政编码 200235　www.sstp.cn）

上海盛通时代印刷有限公司

开本 787×1092　1/16　印张 13

字数：150 千字

2018 年 8 月第 1 版　2018 年 8 月第 1 次印刷

ISBN 978-7-5478-4059-7/R·1645

定价：30.00 元

序

2016 年 8 月，习近平总书记在全国卫生与健康大会上提出：没有全民健康，就没有全面小康，要把人民健康放在优先发展的战略地位。党的十九大报告也明确提出实施健康中国战略，为人民群众提供全方位、全周期的健康服务。要实现全民健康的宏伟目标，除了积极构建完善的医疗保障体系、提高医疗技术水平以外，必须大力推动医学科普工作，通过多种形式普及医学科学知识，提高人民群众的健康素养，促使其主动争取健康，做到未病先防、有病早治。

1948 年，裘法祖教授、过晋源教授等在上海创办了我国第一本医学科普杂志——《大众医学》。作为医学保健知识的传播媒介，《大众医学》在兼顾趣味性、通俗性、实用性的同时，始终牢牢把握"让医学归于大众"这个前提，坚持约请学有专长、拥有第一手资料的专业人员撰稿。许多医学界的老前辈、知名三甲医院的学科带头人都曾多次为杂志撰稿，宣传和普及最新医学科学知识。

在创刊 70 周年之际，《大众医学》编辑部从多年来积累的大量医学科普资源中，筛选出一批集权威性、科学性、通俗性、实用性于一体的优质科普文章，汇编成"名家谈健康"系列丛书。丛书涉及健康理念、常见慢性病防治、中医养生、女性保健等多个领域，汇集了数百位名医名家的优秀作品，通俗易懂、科学实用，是一套十分适合广大人民群众反复阅读、认真学习的医学科普参考书。

《大众医学》顾问委员会主任委员、中国科学院院士

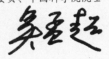

2018 年 6 月

随着科普宣传的不断深入，"高血压"这个医学名词已为大众所熟知，越来越多的人开始关注自己的血压状况，逐步认识到高血压的危害并不仅仅在于血压升高本身，而在于血压升高可能导致的各种并发症（如冠心病、心肌梗死、脑卒中等），治疗意识也日渐增强。不过总体而言，我国高血压的诊治现状不容乐观，治疗率、控制率都很低。

记得本刊创刊人裘法祖院士曾说过"最好的医生是自己"。如今，把这句话用在高血压患者身上，亦十分贴切。降压治疗是一项综合性的系统工程，医生能为患者做的，仅是高血压防治工作中的一小部分（如健康教育、正确用药等），剩下的大部分工作（如改变生活方式、坚持用药、病情监测等）都需要患者自己来完成。可以说，血压控制得好不好，主要是患者的态度和行为决定的。

为帮助广大高血压患者更好地控制血压、免遭并发症侵袭，我们从《大众医学》杂志中精心挑选了 100 篇由心血管、内分泌、营养等领域的知名专家撰写的优秀科普作品，总结了 100 个高血压患者必须了解并付诸实践的小常识，内容涉及饮食、运动、用药、病情监测等方面，希望能对大家有所帮助和启发。

为使本书更为系统、反映当今医学新进展等，我们特别邀请上海交通大学附属第六人民医院特需医疗科黄高忠主任医师审读书稿，在此特别致谢。

《大众医学》编辑部

2018 年 6 月

鸣谢

（排名不分先后）

—	陈灏珠	复旦大学附属中山医院心内科主任医师、中国工程院院士
—	陈绍行	上海交通大学医学院附属瑞金医院高血压科主任医师
—	程蕾蕾	复旦大学附属中山医院心内科主任医师
—	初少莉	上海交通大学医学院附属瑞金医院高血压科主任医师
—	丁荣晶	北京大学人民医院心血管内科副主任医师
—	郭冀珍	上海交通大学医学院附属瑞金医院高血压科主任医师
—	何 奔	上海交通大学附属胸科医院心内科主任医师
—	华 琦	首都医科大学宣武医院心内科主任医师
—	黄高忠	上海交通大学附属第六人民医院特需医疗科主任医师
—	金立仁	上海交通大学附属第六人民医院心内科主任医师
—	孔 燕	上海交通大学医学院附属瑞金医院高血压科副主任医师
—	李小鹰	中国人民解放军总医院老年心内科主任医师
—	李 勇	复旦大学附属华山医院心内科主任医师
—	刘国仗	中国医学科学院阜外心血管病医院高血压研究室主任医师
—	刘学波	同济大学附属东方医院心血管内科主任医师
—	钱剑安	上海交通大学医学院附属瑞金医院心内科主任医师
—	施咏梅	上海交通大学医学院附属瑞金医院临床营养科副主任医师

—— 史奎雄　上海交通大学医学院营养学系教授

—— 陶　波　上海交通大学医学院附属瑞金医院高血压科副主任医师

—— 王鸿懿　北京大学人民医院心内科主任医师

—— 王继光　上海交通大学医学院附属瑞金医院高血压科主任医师

—— 王开仕　复旦大学附属眼耳鼻喉科医院耳鼻喉科副主任医师

—— 王卫庆　上海交通大学医学院附属瑞金医院内分泌科主任医师

—— 王　文　中国医学科学院阜外心血管病医院主任医师

—— 王宪衍　上海交通大学医学院附属瑞金医院高血压科主任医师

—— 王玉珍　中国人民解放军第 306 医院内分泌科主任医师

—— 熊　江　中国人民解放军总医院血管外科副主任医师

—— 于　康　北京协和医院营养科主任医师

—— 张　腾　上海中医药大学附属岳阳医院中西医结合临床研究所主任医师

—— 张维忠　上海交通大学医学院附属瑞金医院高血压科主任医师

—— 邹大进　第二军医大学附属长海医院内分泌科主任医师

—— 邹云增　复旦大学附属中山医院心内科主任医师

—— 曾昭耆　卫生部北京医院内科主任医师

目录

■ **保健篇** / 151

基础篇

1

什么是高血压

在未用抗高血压药的情况下，收缩压 ≥ 140 毫米汞柱和（或）舒张压 ≥ 90 毫米汞柱，被定义为高血压。《中国高血压防治指南》中指出，采用符合相关标准的上臂式全自动或半自动电子血压计，家庭自测血压 135/85 毫米汞柱相当于诊室血压 140/90 毫米汞柱。因此，若家中多次量得收缩压达到 135 毫米汞柱和（或）舒张压达到 85 毫米汞柱，也算高血压。

人体血压在夏季可能会轻度降低，到冬季则有所升高，老年人更是如此。美国学者研究结果显示：人群中，冬季收缩压和舒张压分别比夏季高 12 毫米汞柱和 5.5 毫米汞柱。

高血压可分为两类：大部分高血压尚无法进行病因治疗，只能应用降压药物控制血压，降低心血管疾病发生风险，称为原发性高血压；有些高血压是某些原发疾病的继发症状，能通过去除导致血压升高的病因而被治愈或改善，称为继发性高血压。

2

如何测血压

高血压是现代社会最常见的慢性病之一。在我国成年人中，每 5 人中就有 1 人患高血压，但我国居民对高血压的知晓率、治疗率和控制率却分别只有 30.2%、24.7% 和 6.1%。大多数居民长期不测量血压，2/3 的高血压患者不知道自己患病，大部分患者未定期监测血压，有些患者仅凭感觉用药，控制达标无从谈起。要改变这种现状，需要有准确、方便的血压测量方案。同时，这也是了解血压水平、正确诊断和治疗高血压、评估降压疗效，以及观察病情变化的重要手段。

测量血压常用三种方式

常用的血压测量方式有三种，即诊室血压、动态血压和家庭自测血压，它们各有优缺点。

1. 诊室血压　通常由医护人员在诊室应用台式水银柱血压计进行测量，是较为客观、传统、标准的方法，也是医生进行诊疗活动的主要依据。缺点是可能存在白大衣效应和观察者测量偏差，不能全面反映患者日常生活状态下的血压状况。

2. 动态血压　由全自动仪器完成，可 24 小时内多次测量，无测量者误差，可避免白大衣效应，并可测量夜间睡眠期间的血压，能够更客观地测量血压、评估血压的短时变异和昼夜节律。缺点是技术要求和费用较高，可能会干扰患者的活动、工作和睡眠。

3. 家庭自测血压　由患者本人或家人协助完成，因在熟悉的环境中测量，可避免"白大衣效应"，可评估数日、数周，甚至数月、数年间血压的长期变异和降压疗效。家庭自测血压的优点是：比诊室血压更能提高患者的参与意识和服药依从性，比动态血压更方便、廉价；易普及，可进行不同日和一日内多次测量，减少就诊次数，更适宜在人群中推广应用；平均值的重复性好，与动态血压的相关性优于诊室血压，对高血压预后的评估价值更大。

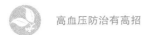

家庭自测血压常用两种血压计

水银柱血压计是目前临床使用最普遍的血压计。很多人片面地认为，只有这种血压计才能准确测量血压。实际上，水银柱血压计因可能会造成严重的汞污染，在国外已趋于淘汰；且对非专业人士来说，正确掌握水银柱血压计的测量方法并非易事，即使是医生测量，也存在各种因素导致的误差和读数不够精确的问题，更不用说听力下降的老年人。

随着技术的进步，各种使用方便、价格便宜的电子血压计进入寻常百姓家庭，为家庭自测血压创造了条件。电子血压计测量结果较为客观、方法容易掌握、便于携带和重复测量、价格实惠，还可以测量脉搏、储存血压和脉搏数据。家用电子血压计有上臂式、腕式和指套式三种。上臂式电子血压计可靠性较好，被各国指南一致推荐；腕式电子血压计使用和携带方便，但测定结果受手腕位置及腕部解剖结构的影响较大，通常仅适用于寒冷地带或肥胖者没有合适袖带时；指套式电子血压计不推荐使用。

测量频率视情况而定

人体血压水平的高低存在昼夜节律，多数人早晨血压较高，晚上血压较低。若能在早上测得一天中的最高血压，在晚上测得一天中的最低血压，可全面了解血压情况。

诊断和治疗初期的患者，宜每日早晚（早餐和服降压药前，晚上睡觉前）各测量血压 1 次；连续测量 1 周后，去除第 1 天血压值，计算后 6 天的平均值。病情稳定、长期观察的患者，宜每隔 3 个月按前述方法计算一周血压平均值。一般随访的患者，若血压稳定，可每周选择 1~2 天，早晚各测量血压 1 次；若血压未控制、波动大，或服药不规律，宜增加测量次数，每天早晚各测 1 次或每周自测几次。

家庭自测血压是提升高血压知晓率的有效手段，没有高血压的家庭成员也应在家中定期测量血压。血压正常者可每年测量 1~2 次；未达到高血压的诊断标准，但血压水平较高者（如 ≥ 130/80 毫米汞柱），应增加测量次数，每月或每个季度测量 1 次。

使用电子血压计注意事项

1. 测量前 1 小时内避免剧烈运动、进食、吸烟、饮用含咖啡因的饮料或浓茶，体位性（直立性）低血压者，应同时测量仰卧位和立位血压。

2. 每次测量宜选择同侧手臂（一般为右臂），以便对比。初诊患者宜测量双侧上臂血压。左右上臂血压可有 10 毫米汞柱左右的差别，常为测量误差所致；若总是某一侧手臂血压较高，宜选血压较高的那侧手臂测量；若左右上臂血压相差超过 20 毫米汞柱，提示可能存在血管狭窄性病变。

3. 使用非全自动电子血压计时，充气时的最高压力应超过预计收缩压水平 30 毫米汞柱；放气时速度要均匀，每秒 2~3 毫米汞柱，速度过快易造成听诊误差，速度过慢可造成上肢淤血，使舒张压偏高。

4. 短时间内反复测量时，宜间隔 1 分钟。第一次测量值往往较高，可取两次血压的平均值；若两次测量值相差超过 5 毫米汞柱，应再次测量，计算三次血压的平均值。

5. 读数时要尽量避免"尾数偏好"（如经常读取 10 的倍数），应精确到更小的偶数，即取 0、2、4、6、8 毫米汞柱的尾数。

6. 详细、如实记录每次测量的日期、时间和血压值，也可使用有数据储存功能的电子血压计。

7. 心率很快、很慢，或完全无规律时（如房颤），电子血压计数值可能不可靠或无结果。

三招应对血压测量值异常

1. 诊断高血压需要多次测量血压，偶尔一两次"超标"不能"定罪"。若一天中测得的血压都不在正常范围内，可继续测量和观察 2~3 天，仍无改善者应及时就医，并提供测得的血压值，供医生参考。切忌血压一高就自行加药、血压一低就自行减药，这样会破坏人体的自我调节功能，加剧血压波动。

2. 血压升高伴明显头痛、头晕、心悸、胸痛等不适症状时，必须及时就医。

3. 以往没有高血压的患者，自测血压值超标时，不要自行服药，应及时就医。因为高血压的诊断不仅要了解血压是否升高，还要排除继发性高血压，并对可能合并的其他心血管疾病危险因素（如糖尿病、血脂异常）和靶器官损害（如心室肥厚、肾功能损害、血管斑块）进行综合评估后，才能判断是否需要立即启动药物治疗，更有针对性地制订个性化降压方案，最大限度地减少药物不良反应。

特别提醒

精神焦虑或经常根据血压读数自行改变治疗方案的患者，不宜自测血压。血压本身的变异性和测量误差可能会影响情绪，而不良情绪又会使血压升高，形成恶性循环。

5

你知道动态血压测定吗

测血压的仪器一般有水银柱血压计和电子血压计两种，使用方法不难掌握。医生一般都建议高血压患者在家中备一台血压计，以便随时监测血压。不过，用血压计测血压有一个缺点，其测得的血压反映的是静态血压，只能反映测量即刻的血压情况，不能反映血压波动和昼夜节律变化。为解决这个问题，动态血压测定出现了。它能真实地反映高血压患者在一天中各个时间点的血压状况。一般来说，高血压患者最好能在治疗前和治疗稳定后各做一次动态血压测定。

动态血压测定怎么做

动态血压测定是一种安全、无创的检查。监测时间多取上午 8~9 时至次日上午 8~9 时。监测当天，受测肢体应避免抽血等创伤，以免造成淤血或感染。晚上 10 时以后休息，如有特殊情况，需要在监测记录表中注明。检测前，医生会将袖带式的动态血压记录仪绑在患者的手臂上，随后按设定程序进行 24 小时血压监测。动态血压仪一般每隔 20~30 分钟测压一次，并自动存储数据。期间，患者可正常生活、工作、休息。24 小时以后取下仪器，医生通过电脑软件分析、打印出血压值，获得包括 24 小时平均收缩压、舒张压和心率，白天与夜间的平均收缩压、舒张压及心率，血压最高值和最低值及其所对应的时间点等信息。

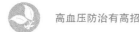
监测期间要注意些什么

1. 按医嘱调整用药。停药检查是为了解患者的血压变化情况，服药后检查是为了解降压药的疗效。

2. 袖带要绑对。袖带下缘应位于肘弯上 2.5 厘米处，与上臂贴紧，不可过紧或过松。手臂过粗的患者应使用宽的袖带，儿童应使用小袖带。

3. 压力管不能弯曲。睡眠时，仪器应置于身体一侧，不要弯曲压力管。

4. 每次自动测量时，绑袖带的手臂应保持自然伸直。

怎样的动态血压算正常

目前推荐的动态血压正常值为：24 小时血压＜130/80 毫米汞柱，白天血压＜135/85 毫米汞柱，夜间血压＜125/75 毫米汞柱，血压夜间均值比白昼均值下降 10%~20%。

动态血压测定有哪些优势

1. 去除了测血压的偶然性，避免了情绪、运动、进食、吸烟、饮酒等影响因素，能较为客观、真实地反映血压情况。尤其能鉴别出"白大衣高血压"患者，这些患者平时血压正常，一到医院，血压易升高，往往由心情紧张造成。

2. 有些患者的血压在夜间或凌晨时较高，白天正常，很容易漏诊。而这些夜间血压比白天高的患者更容易出现器官损害和疾病进展，危险性更大，及早检出和干预非常有价值。

3. 动态血压测定能提高早期无症状的轻度高血压或临界高血压的检出率，使患者得到及时治疗。有心肌肥厚、微量白蛋白尿的患者必须做动态血压监测。

4. 动态血压测定可指导高血压药物的个体化应用，帮助患者选择合适的降压药物，调整药物的剂量及给药时间。比如，晚上血压高的患者，可以在晚上睡前服用长效降压药；清晨醒来时血压高的患者，可以在醒后立即口服中短效降压药。

5. 正常人夜间平均动脉压一般比白天平均动脉压低，存在昼夜节律性。高血压患者若昼夜节律性消失，提示可能有继发性高血压或靶器官损害。

6. 可预测高血压患者一天内可能发生心脑血管事件的时间。若测定发现患者凌晨血压突然升高，说明其容易在凌晨发生心脑血管事件。

7. 没有任何症状的隐性高血压，只有做动态血压监测才能发现。

6

中心动脉压：更精准的测压方式

通常人们测量的血压，不论是上臂的肱动脉压，还是前臂的桡动脉压，都属于外周动脉压。所谓中心动脉压，即主动脉根部的压力。研究显示：中心动脉压比外周血压能更好地反映或预测心血管疾病的发生风险，通过对中心动脉压力波形的分析，还可以了解大动脉的结构与功能的信息。因此，中心动脉压近年来受到更多关注。

既然中心动脉压如此重要，为何不直接测定中心动脉压，而一直沿用袖带法测量外周动脉压呢？因为测定中心动脉压需要通过穿刺，插入导管，直接在动脉内测压，虽然准确，但属于有创检查，无法广泛应用。而测量外周动脉压，方法简便、可靠、容易推广，经百年临床验证，与心血管预后相关性较好，可替代有创的动脉内直接测压法。

值得关注的是，一些无创中心动脉压测量仪器现已研制成功。虽然由于技术要求高、准确性尚需要进一步证实等原因，该技术目前仅限于科学研究，尚未广泛应用于临床。相信随着人们对中心动脉压研究的不断深入，该检测技术将更为准确、稳定、实用，为广大患者造福。

血管功能检测：早期发现血管硬化

早期发现、早期干预动脉病变的进展，能避免或延缓心血管疾病的不良预后。由于动脉病变早期不易被察觉，故需要采用一些仪器进行检测与评估，方法主要有以下几种。

1. 脉压 收缩压与舒张压之差，通过测定肱动脉（上臂）血压即可获知，是最简便的评价动脉僵硬度的方法。正常人的脉压一般小于 40 毫米汞柱，如果脉压超过 70 毫米汞柱，且排除心脏瓣膜病变，即可认为有动脉硬化。

2. 影像学检查 采用血管超声、CT、磁共振（MRI）、动脉造影等方法，可检测动脉管径大小、管腔面积、管壁厚度，有无粥样斑块、钙化，以及判断血管功能。

3. 踝臂指数（ABI） 下肢收缩压与上臂收缩压的比值（主要是胫后动脉收缩压 / 肱动脉收缩压）。正常情况下，下肢血压高于上肢。当下肢动脉压低于上肢血压时（如 ABI 小于 0.9），提示存在下肢血管病变。

4. 脉搏波速（PWV） 可以早期反映大动脉的僵硬度，主要用于高血压及心血管疾病患者的动脉功能评价及危险评估。当动脉僵硬度增加时，PWV 增快。当颈动脉与股动脉间的 PWV 大于 12 米 / 秒时，说明动脉僵硬度增加。

以上是高血压患者评价动脉结构与功能及心血管疾病风险的常用指标，但要结合临床加以综合评价。确诊为动脉僵硬度增加或有早期动脉病变的患者，为避免疾病进展，应立即采取干预措施，包括改善生活方式、控制所有可以控制的危险因素，最重要的是要控制好血压、血脂、血糖，并在医生指导下进行有效的药物治疗。

8

血压处于"正常高值"，并不正常

在急诊室，因心脑血管意外被送来抢救的患者日渐增多。令人费解的是，这些患者的血压并没有人们想象的那么高，有些甚至属于正常高值血压（收缩压 130~139 毫米汞柱或舒张压 85~89 毫米汞柱）或一级高血压（收缩压 140~159 毫米汞柱，舒张压小于 90 毫米汞柱）范围，这是什么原因呢？

其实，血压的划分是人为界定的。尽管血压被分为五类（正常高值、1 级、2 级、3 级、单纯收缩期高血压），但血压与心脑血管病发生风险之间的关系是连续的。换言之，这五类高血压对健康的危险性是相对而言的。血压高的人相对于血压低的人危险性更大，血压即使处于正常高值，也并不意味着绝对安全。与收缩压为 120~129 毫米汞柱的理想血压相比，收缩压为 130~139 毫米汞柱者发生心脑血管病的危险性明显增加。

从人群预防的角度而言，更要关注这些血压处于正常高值和轻度升高范围的人群。由于对高血压危害的认识不足，这些人往往存在侥幸心理：我的血压属于正常高值，还不算高血压，没有什么危险，等血压高了再说。其实，若能在正常高值的基础上再降低几个毫米汞柱，同样能降低发生心

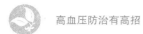

脑血管意外的风险。当然，这一阶段的降压治疗应以改变生活方式的非药物治疗为主，如吃得淡一些、心情平一些、运动多一些等。

值得注意的是，高血压并不是导致心脑血管意外的唯一危险因素，还有血脂异常、糖尿病、吸烟、肥胖等其他危险因素。大量研究证明，高血压患者常伴随多种危险因素，只有不到 20% 的高血压患者属于单纯性高血压。比如，收缩压为 130 毫米汞柱的人如果吸烟，其发生心脑血管病的危险性与收缩压 170 毫米汞柱的高血压患者相当。因此，只要同时伴有其他危险因素，即使血压处于正常高值，甚至理想范围，也完全有可能发生心脑血管意外。

已发生过脑卒中、心力衰竭、心肌梗死的患者，其血压水平可能并不高，但由于已出现左心室肥厚、蛋白尿等并发症，故再次发生心脑血管意外的概率大大增加。

另外，随着年龄增长，这些心血管病危险因素对健康造成的危害也会相应增加。比如，同样是吸烟，其对 30 岁的人和 70 岁的人造成的健康危害是不同的。对老年人而言，血压升高比其他危险因素造成的危害更大。

总之，血压的正常高值并不正常。对于非理想状态血压者而言，尽早干预、正确干预才是上策。

9

认识六种特殊类型的高血压

高血压通常指在安静状态下，坐位、右上臂血压大于或等于 140/90 毫米汞柱。现已证实，在医院中偶尔测得的基础的、静态的血压并不能全面反映患者在日常生活中的真实血压水平。随着 24 小时动态血压监测的

基础篇

日益普及，六种常见但容易被忽视的特殊类型高血压被逐渐发现。

"白大衣高血压"

部分患者仅在诊室内测量血压升高，而在诊室以外的地方血压正常，这一现象被称为"白大衣高血压"，又称"诊室高血压"。如果在诊室外血压也高于正常，但在诊室内更高，则称为"白大衣效应"。

目前，白大衣高血压的诊断方法和标准尚不统一，较常采用的是诊室内偶测血压值≥140/90毫米汞柱，而动态血压监测平均血压＜130/80毫米汞柱。据统计：在诊室内偶测血压被诊断为轻度高血压的患者中，约20%为"白大衣高血压"，多见于女性、年轻、体形瘦小、病程较短、病情较轻的患者。

危险性评估：过去，人们通常认为"白大衣高血压"是良性的，与心、脑、肾等靶器官损害无关，不宜进行过度的药物治疗。近年来，越来越多的学者认为，"白大衣高血压"对靶器官有不良影响，因为患者常伴有多种心血管病危险因素，仍有较高的心血管病发生风险，其损害程度介于正常人群和高血压患者之间。

应对策略：总的说来，"白大衣高血压"危险性相对较小，一般无须用药，但要经常随访。尤其是有高血压家族史的人，应当在家里多测量血压，最好每年做一次动态血压监测。已经出现靶器官损害的患者，应接受适当的药物治疗，并进行积极的生活方式干预，如戒烟、减重、限盐、平衡膳食、消除紧张情绪、保证睡眠、及时纠正血糖和血脂异常。

隐匿性高血压

隐匿性高血压是指诊室内测量的血压正常，而动态血压监测发现平均血压水平升高（＞135/85毫米汞柱），又称"逆白大衣高血压"或"被掩盖的高血压"。这类患者表现为对日常生活中的应激状况或运动有较强的升压反应。多见于男性、老年人、糖尿病患者、代谢综合征患者，以及诊室测血压在正常高值者。

危险性评估：初步研究显示，隐匿性高血压患者有很高的心血管疾病发生风险，甚至可能已有明显的靶器官损害。微量蛋白尿和左心室肥厚的发生率较高，且患者常因为不知道自己有高血压而未接受必要的降压治疗。

应对策略：若有难以解释的靶器官损害，如鼻出血、眼底出血、心力衰竭等，应高度怀疑是否为隐匿性高血压，患者应及时做动态血压监测。隐匿性高血压患者预后较差，诊断后应及时接受降压治疗。

夜间高血压

正常人和多数轻度高血压患者的血压具有昼夜节律变化的特点，即在夜间睡眠时下降，清晨醒来时上升，血压表现为上午较高，下午至夜间逐渐降低。在动态血压监测时，血压均值主要表现为夜间比白昼下降 10%~20%，称为"杓型血压"。如果夜间血压不降或下降减少，称为"非杓型血压"，又称为夜间高血压。也有人认为，不管昼夜血压变化情况如何，只要夜间收缩压均值＞125 毫米汞柱和（或）舒张压均值＞75 毫米汞柱，就可称为夜间高血压。

危险性评估：夜间血压升高常伴随其他危险因素，如肥胖、吸烟、糖尿病、睡眠呼吸暂停综合征（俗称"打呼噜"）等。夜间血压升高可导致心、脑、肾等并发症的发生与发展。因此，所有高血压患者，尤其是老年、重度高血压患者，以及合并上述伴发因素者，都应通过动态血压监测来了解有无夜间高血压。

应对策略：在控制白昼血压的同时，有效地控制夜间血压。药物治疗应个体化，尽量选择长效降压药或晚间加服一次中效降压药。

清晨高血压

清晨血压是指清晨醒后 1 小时内、服药前、早餐前的家庭血压测量结果，或动态血压记录起床后 2 小时或清晨起床后（6~10 时）的血压。清醒前后出现的血压上升高峰称为血压晨峰。此时段，如果家庭血压测量平均值 ≥ 135/85 毫米汞柱和（或）诊室测量血压平均值 ≥ 140/90 毫米汞柱，则可诊断为清晨高血压。

危险性评估：清晨高血压与心血管事件（心绞痛、心肌梗死等）明显相关。

应对策略：控制高血压患者清晨血压升高可以减少心血管事件的发生。老年高血压患者早晨起床时，动作宜慢，活动量宜小，最好不要太早出门晨练。应尽量选用作用较强、持续时间较长且较平稳的降压药，每天清晨醒后即刻服药。某些 β 受体阻滞剂、血管紧张素转化酶抑制剂和血管紧张素 Ⅱ 受体拮抗剂对抑制血压晨峰有一定作用。若经上述治疗后依然存在明显的血压晨峰现象，可将服药时间改为临睡前，并加用长效 α 受体阻滞剂（如多沙唑嗪控释片），以有效遏制清晨交感活性增强的情况。

卧位高血压伴体位性低血压

体位性低血压在老年人中很常见。有些老年人在刚起立时或长时间站立后，会因血压下降而出现头晕，甚至晕厥；而在卧位时，血压可能非常高，夜间血压更高。

危险性评估：发生心血管事件的危险性极高，降压药物的选择非常困难。

应对策略：不要长时间站立，改变体位时动作尽量放缓，使用弹力袜是较有效的辅助治疗手段。避免服用容易引起体位性低血压的降压药，如 α 受体阻滞剂（多沙唑嗪等）。

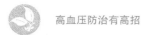
===== 运动性高血压

运动导致的血压升高是一种常见现象，不仅在高血压患者中可以见到，一些血压正常者在安静状态下也可能出现。运动性高血压是在一定的运动负荷下，血压在运动过程中或刚结束时反应性升高的一种现象。运动性高血压的诊断标准是：运动时收缩压＞200毫米汞柱，舒张压较运动前上升10毫米汞柱或＞90毫米汞柱。

危险性评估：尽管运动性高血压与一般的运动性升压反应相似，仅程度不同，但可能是将来发展成高血压及其他心脑血管疾病的独立危险因素，具有一定的病理意义。

应对策略：出现运动性高血压者应积极寻找是否存在高血压的危险因素，如吸烟、肥胖、糖代谢异常、血脂异常等，并及时进行干预。

10

高血压患者，关注你的心率

===== 心率也是高血压预后的"晴雨表"

已有研究证实：人体交感神经激活、高盐摄入等，都会影响高血压患者的预后。心率在预测高血压患者预后方面有重要意义。

高血压患者的心率增快一般指在安静休息状态下，心搏超过每分钟80次。心率增快的本质是交感神经的过度激活，这种情况在高血压的病程发展中起到至关重要的作用，在工作压力大的年轻患者中较多见。有研究发现，较高的静息心率是导致全因死亡和心血管事件的独立危险因素，重视心率控制或可降低高血压患者心脑血管事件的发生率和死亡率。因此，在国内外相关指南中，针对高血压患者心率增快的治疗已受到越来越多的重视。

我国高血压患者心率偏快

我国高血压患者的心率普遍偏快。2015 年《中国高血压患者心率现状调查》结果显示，我国高血压患者的平均静息心率为 76.6 次 / 分。同时，我国高血压患者使用具有明显控制心率作用的 β 受体阻滞剂类药物的比例较低。《亚洲高血压人群使用 β 受体阻滞剂的专家建议》指出，亚洲高血压人群的心率控制目标值应在 70 次 / 分以下。国内相关指南针对合并冠心病和心力衰竭的高血压患者推荐的心率控制目标更为严格，为 55~60 次 / 分。

五招应对心率增快

1. 排除甲状腺功能亢进症（甲亢）、心力衰竭、贫血等导致心率增快的继发因素。

2. 高盐饮食、肥胖、工作压力等因素均会导致交感神经过度激活，影响静息心率。伴心率增快的高血压患者应改善不健康的生活方式，如久坐、吸烟、高盐饮食、酒精和咖啡因过度摄入等。

3. 常规的耐力训练能降低交感神经兴奋性，增加迷走神经紧张性，对降低血压和心率均有益，故心率增快的高血压患者可选择有氧运动。

4. 在医生指导下应用 β 受体阻滞剂。作为五大类降压药物之一，β 受体阻滞剂（如美托洛尔、比索洛尔等）尤其适用于心率增快等交感神经反应性增高的高血压患者。国外大型的荟萃分析结果显示，β 受体阻滞剂作为一线药物（阿替洛尔除外）适用于合并冠心病、心肌梗死、心率增快

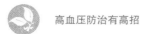
（≥ 80 次 / 分）的高血压患者。

　　5. 高血压合并阵发性房颤患者的心率控制应个体化。高血压与阵发性房颤的关系十分密切。长期高血压可引起心房扩大，导致阵发性房颤。确诊阵发性房颤主要依靠房颤发生时的心电图诊断，患者需要有意识地自我监测心率。无明显诱因突然出现心率增快者应及时就医。

诊断篇

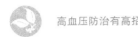

11

一次测量血压高，就是高血压吗

如果体检时测得的血压很高，如收缩压达到 180 毫米汞柱，或舒张压高达 120 毫米汞柱，基本可以确诊为高血压。如果测得的血压略高于临界值（140 /90 毫米汞柱），则需要进一步确诊。患者可以通过在家自测血压、去医院测血压、做 24 小时动态血压监测等来明确诊断。

为了更全面地掌握血压状况，测血压需要注意一些技巧。比如，在下午快下班时或有乏力、头痛、头晕、心悸等症状时立即测量血压，看血压是否有升高，并注意升高的幅度。记录每次测量血压的结果、测量的时间、测量时的身体状态和用药等情况。

需要说明的是，不少每年仅在体检时测量一次血压的人，即使测量结果显示正常，实际上平时的血压已在不正常范围了。因此，不管体检是否查出高血压，都应在家中自备血压计，经常自测血压，以便及早发现问题。尤其是父母、兄弟姐妹患有高血压者，更要加强自我监测。如果在家多次测量血压偏高，可每隔一段时间到医院测量几次血压，如果三次测压均高，则可确诊为高血压。

目前，监测血压最好的方法是做 24 小时动态血压监测，这是准确诊断早期高血压的好方法，也是了解夜间血压的唯一方法。通过 24 小时动态血压监测，能发现很多易被漏诊的高血压，如孤立性夜间高血压等。因此，有条件者最好做一次 24 小时动态血压监测。一般二级以上医院都有这种设备。

除进一步诊断外，患者还应去医院做其他相关检查，如检查血糖、血脂、尿常规、肾功能等，以便明确是否存在其他高危因素。

12

戴上高血压帽子，需要做四项检查

体格检查

医生首先要测量患者的血压，通常会对比两侧手臂的血压后，取较高侧的值。如果两侧手臂测量的血压差值大于 20 毫米汞柱，血压较低的一侧可能有肱动脉以上的大血管狭窄。然后，医生会测量患者身高、体重和腰围。现已明确，肥胖，尤其是中心性肥胖是高血压的重要危险因素。随后，医生还要进行心、肺和神经系统检查，以了解有无心脑血管并发症。还要检查有无颈动脉杂音、颈静脉怒张、甲状腺肿大等。最后，眼科医生需要用眼底镜观察患者有无视网膜病变，因为视网膜动脉的变化可反映外周小动脉的病变程度，硬化程度越重，心脏的负荷越重。

血液检查

血液检查一般包括血常规、血生化（包括血电解质、肝肾功能、血糖、血脂）。肝肾功能检查有利于医生根据患者的情况选择降压药，同时了解长期服用降压药对肝肾功能有无不良影响。通过血脂、血糖的检测，可以了解患者有无心脑血管病的其他危险因素。

心电图检查

心电图可检查高血压患者有无高血压所致的心肌肥厚、心律失常、心肌缺血等，以便采取相应措施。

━━ 尿液检查

主要检查尿常规，如果出现血尿和蛋白尿，且血常规检查提示存在贫血，应排除肾性高血压。

特别提醒

有条件者再做两项检查

1. 24 小时动态血压监测　这项检查能真实反映患者各时间点的血压状况，揭示血压波动的特点。它有三个优点：①有助于筛选临界高血压及轻度高血压，鉴别"白大衣高血压"；②预示各器官损害程度；③指导合理使用降压药。

2. 超声心动图　可以了解高血压患者心脏的结构和功能，查出有无隐性心力衰竭。

13

老年高血压不容忽视

过去的观点认为，老年人收缩压升高是与年龄增长相伴的生理改变，对老年高血压患者的降压治疗也较为慎重。近年来，随着大量临床研究证据的积累，人们开始认识到，虽然高血压的发生、发展确实与年龄增长密切相关（据统计，我国将近一半的老年人患有高血压），但老年高血压不是生理性改变，而是高血压的一种特殊类型。

老年高血压的诊断标准与中青年人相同：持续或三次以上（不是同一天）收缩压达到 140 毫米汞柱和（或）舒张压达到 90 毫米汞柱。如果收缩压达到 140 毫米汞柱，而舒张压小于 90 毫米汞柱，则称为老年单纯收缩期高血压。

需要提醒的是，老年人不要仅凭一次血压测量结果就诊断自己患了高血压。在家中反复自测血压或去医院做动态血压监测，有助于提高血压评估的准确性。

常见类型 1：单纯收缩期高血压

老年人的收缩压随年龄增长而升高，舒张压则在 60 岁后呈降低趋势。因此，单纯收缩期高血压是老年高血压中最为常见的类型，主要特征是脉压增大。脉压是收缩压与舒张压的差值，脉压大于 40 毫米汞柱被视为异常，提示大动脉弹性减弱。目前认为，收缩压升高与心、脑、肾等靶器官损害的关系比舒张压升高更为密切，且脉压越大，罹患心脑血管疾病的风险越高。

特别提醒

与中青年患者相比，老年高血压的危害更大，可显著增加老年人发生心、脑、肾等靶器官损害的风险，是老年人致死和致残的主要原因之一。此外，老年高血压患者合并糖尿病的情况较多见，心力衰竭、脑卒中、肾功能不全的发生率高，高血压对其心血管系统的危害比年轻人大。因此，老年人降压治疗的获益也比中青年人大。

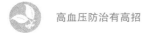

常见类型 2：继发性高血压

在老年高血压患者中，继发性高血压较常见，如由动脉粥样硬化病变导致的肾血管性高血压、肾脏疾病导致的肾性高血压，以及原发性醛固酮增多症等。如果老年人的血压在短时间内突然升高、原有的高血压突然加重，或应用多种降压药物治疗后血压仍难以控制时，应注意排除继发性高血压。

近年来的研究发现，睡眠呼吸暂停综合征（以睡觉打鼾为主要表现的一种呼吸系统疾病）也可能会导致或加重老年高血压，主要表现为夜间睡眠及晨起血压升高，血压昼夜节律改变。此外，罹患多种疾病、同时服用多种药物的老年人还需要注意是否存在由某些药物引起的高血压。长期服用糖皮质激素、非甾体抗炎药（如布洛芬）、甘草类制剂（如复方甘草合剂）等，均可导致血压升高。

常见类型 3：伴有低血压状态的高血压

老年人自主神经调节功能减退，血压易随情绪、季节、饮食和体位的变化而出现明显波动，显著增加心脑血管事件的发生风险。部分高龄老人在进餐后 1~2 小时内会出现血压明显下降（餐后低血压）；部分老年人在久坐站起时，会出现头晕、血压下降等情况（体位性低血压）。在老年高血压患者中，卧位高血压伴体位性低血压的情况也很常见。这些患者在刚起立或长时间站立后，会出现血压下降、头晕等症状，严重时甚至会晕厥；而卧位时的血压非常高，尤其是在夜间。

血压波动较大或存在体位性低血压的老年患者，应经常测量立位血压，并避免长时间站立；改变体位时，应尽量缓慢；早晨和午休起床时，宜在床上休息片刻，再缓慢坐起，然后再慢慢地穿衣、下床，以免发生意外。必要时，可使用医用弹力袜，增加静脉回流量，降低体位性低血压的发生风险。

14

年轻人血压高，可能另有"隐情"

嗜铬细胞瘤与高血压

嗜铬细胞瘤是起源于嗜铬细胞的神经外胚层肿瘤。据文献报道，0.1%~1%的高血压是由嗜铬细胞瘤引起的。嗜铬细胞瘤在各个年龄段均可发病，以30~50岁人群较多见。

持续性或阵发性高血压是最常见的临床表现，患者的血压常突然升高，最高可达200~300/130~180毫米汞柱。典型的嗜铬细胞瘤患者在出现发作性血压升高的同时，还伴有头痛、心悸、出汗"三联征"。这对嗜铬细胞瘤的诊断具有重要意义。若仅有高血压，不伴上述三联征者，基本可排除嗜铬细胞瘤。

目前，腹腔镜手术被认为是治疗肾上腺嗜铬细胞瘤的最佳方法，适用于直径小于6厘米的单侧或双侧肾上腺嗜铬细胞瘤。不能手术或术后复发的患者，可采用同位素治疗或化疗，以减轻临床症状。

发现血压高，先找找原因

除嗜铬细胞瘤外，常见的可引起高血压的内分泌疾病还包括：①皮质醇增多症，又称库欣综合征，由糖皮质激素分泌过多导致，主要表现为高血压、满月脸、水牛背、皮肤紫纹等；②原发性醛固酮增多症，由醛固酮分泌过多导致，主要表现为高血压、低血钾、高血钠、代谢性碱中毒等；③甲亢，由甲状腺素分泌过多导致，主要表现为多食、易饿、消瘦、心悸、

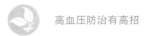

怕热、出汗、双手震颤、收缩期高血压。

临床上，约 90% 的高血压为原发性高血压，其余 10% 为继发性高血压。由于继发性高血压的症状、体征及并发症与原发性高血压相似，故易被误诊为原发性高血压。继发性高血压若仅按高血压防治，而不针对病因进行治疗，患者的血压常难以得到有效控制，不仅浪费大量医药资源，还常会贻误病情。更重要的是，由于继发性高血压有致病原因可查，若能及时诊治（找出病因、根除病因），血压可以完全恢复正常。

 特别提醒

高血压患者若出现下列情况，应警惕继发性高血压。

1. 发病时年龄较轻，尤其是儿童高血压。
2. 高血压进展较快。
3. 与年龄相比，舒张压相对较高，血压波动大。
4. 应用降压药物治疗效果不佳，甚至无效。
5. 以往有肾脏病或大动脉炎病史。

 15

肾动脉狭窄与高血压

肾动脉狭窄是年轻人不明原因高血压的常见病因。由于其发病初期与普通高血压（即原发性高血压）类似，均以血压升高为主要表现，故很多患者易被误诊为普通高血压，而忽视了对肾动脉狭窄的诊治。

肾动脉狭窄时（一般认为狭窄程度超过50%才具有临床意义），狭窄部位前后存在明显的压差，会导致肾脏血流量减少和肾缺血。此时，体内的肾素—血管紧张素—醛固酮系统被激活，导致血管收缩、水钠潴留、血压升高。

肾动脉狭窄引起的高血压有哪些特点

肾动脉狭窄引起的高血压，又称为肾血管性高血压，是继发性高血压的第二大病因，占所有高血压的2%~6%。肾血管性高血压的常见症状有头痛、头晕、心悸、胸闷、视力减退、恶心、呕吐等，部分患者可有腰背部疼痛。一般来说，肾血管性高血压有三个特点：①一般无高血压家族史，既往血压正常，突然出现血压异常升高，病程短，发展快，或在长期慢性高血压的基础上，出现血压骤然升高；②常用降压药物通常无效或疗效不佳；③服用血管紧张素转化酶抑制剂（ACEI）或血管紧张素受体拮抗剂（ARB）类药物后，出现肾功能进行性减退。

肾动脉狭窄的主要病因是什么

肾动脉狭窄的病因较复杂，主要包括动脉粥样硬化、肾动脉纤维肌性发育异常、大动脉炎、肾动脉血栓栓塞性疾病、神经纤维瘤等。20世纪90年代以前，大动脉炎是我国肾动脉狭窄的首位病因。近十几年来，动脉粥样硬化已取代大动脉炎成为肾动脉狭窄的首要病因。对年轻患者而言，肾动脉纤维肌性发育不良和大动脉炎是主因。

如何发现肾动脉狭窄

肾动脉狭窄的诊断方法很多，主要分为无创检查和有创检查。无创检

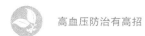

查主要包括 B 超、CT 血管造影、磁共振血管成像等；有创检查主要指肾动脉造影。尽管无创检查有助于判断是否存在肾动脉狭窄，但肾动脉造影仍是诊断肾动脉狭窄的"金标准"，必要时还可同时对狭窄的肾动脉进行介入治疗。

肾脏 B 超可显示肾脏的大小和形态学改变，"双肾大小不对称"通常提示肾动脉狭窄可能性大。肾血管彩色多普勒超声通过测定肾动脉血流速度，可以诊断肾动脉狭窄。与肾动脉造影相比，超声检查的优点在于无创、便宜、安全，且不受肾功能影响，适于筛选和随访；缺点在于诊断的准确性容易受操作者的经验、患者体型和肠积气的干扰，难以检出肾动脉狭窄程度小于 50% 的病例和肾动脉分支以下的狭窄，且无法区别严重狭窄与完全闭塞。

肾脏 CT 血管造影可形成较好的肾动脉 3D 影像，检测严重肾动脉狭窄的敏感性和特异性较高，还能使金属支架显像。但是，由于该检查需要使用碘造影剂，故不能用于肾功能受损的患者。

磁共振血管成像（MRA）检测肾动脉狭窄的敏感性是 90%~100%，特异性是 76%~94%，对肾动脉、肾周围血管的精确性较高，但不能用于已植入金属支架的患者。近年来的研究发现，磁共振血管成像检查中使用的增强剂（钆离子）也可能造成肾损害，故不少国家主张肾小球滤过率＜30 毫升 / 分的患者不要进行增强 MRA 检查。

肾动脉造影（DSA）可对肾动脉狭窄进行准确定位（单侧或双侧、开口处或主干）、定性（狭窄程度和长度），并明确侧支循环的形成情况，是诊断肾动脉狭窄的"金标准"。

肾动脉狭窄怎么治

由于肾动脉狭窄的危害很大，故一旦确诊为严重肾动脉狭窄，应积极治疗，以控制血压，延缓或逆转肾损害，预防或减少急性肺水肿的发生。

肾动脉狭窄的治疗主要包括药物治疗和介入治疗两种。

药物治疗的主要目的是降压。由于药物治疗并不能解除肾动脉狭窄和改善肾脏缺血，故只能作为肾动脉狭窄的辅助治疗。药物降压治疗可以预防高血压引起的并发症，如脑出血、高血压脑病、急性肾功能衰竭、主动脉夹层等。

肾动脉狭窄的最主要治疗方法是介入血运重建治疗。治疗时，医生通过股动脉穿刺，先将一根金属导丝送到肾动脉狭窄部位，并到达远端。随后送入一个球囊，在血管狭窄部位以一定的压力进行预扩张，最后植入金属支架。该方法可迅速解除狭窄，恢复肾脏血流和肾小球灌注压，迅速降低肾素-血管紧张素-醛固酮系统的活性，抑制水钠潴留，有助于血压控制和肾脏保护，对预防和降低急性肺水肿的发生也具有重要作用。肾动脉狭窄介入治疗具有创伤小、成功率高（技术成功率在99%以上）、支架远期再狭窄率和并发症发生率低等优点。

国内外的指南或专家共识均建议：造影证实肾动脉狭窄≥70%，或者狭窄介于50%~70%但有血流动力学意义（跨狭窄前后压差>20毫米汞柱），以及有高血压、肾损害和反复发作急性肺水肿者，应当进行介入治疗。

16

你的孩子需要测血压吗

日常生活中，很少有人会想到给孩子测测血压，都认为高血压是成年人的"专利"。其实，儿童，甚至新生儿也会有高血压。近年来，儿童、青少年高血压的发病率逐年增加。据报道，美国和日本儿童高血压的发病率分别为14.1%和13.3%。我国虽然没有具体的统计数据，但儿童高血压

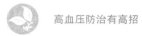

病例却不少。

儿童高血压的主要临床表现为发育与年龄不符、喂养困难、易激惹、哭闹不止、多动、抽搐、难以管教、呕吐、呼吸窘迫、发绀、头痛难忍等。症状多不典型，常被误诊为头痛、消化道疾病、多动症、癫痫等。婴幼儿期的高血压常无任何临床表现，常常是原发病已经非常严重或已经发生了高血压并发症时才被发现。因此，在儿童、青少年中有的放矢地测量血压是十分必要的。

家长若发现自己的孩子出现以下情况，应及时到医院检查血压。

1. 发育与年龄不符　　许多先天性疾病在引起发育迟缓的同时，多伴有血压升高，如先天性主动脉狭窄、先天性泌尿系统畸形、肾动脉狭窄等。

2. 肥胖　　肥胖儿童的血压基本处于同龄儿童的正常上限，其升高程度随肥胖严重程度及年龄的增长而增加。若发现孩子体重进行性增加，但身高增长相对迟缓甚至停顿，应注意检查血压。

3. 尿液异常　　急慢性肾小球肾炎常会引起血压升高。

4. 性发育异常　　无论男孩还是女孩，若有性发育异常（性早熟、第二性征不出现），均应测量血压。

此外，3 岁以下儿童在下列情况下应定期测量血压：①有早产、低出生体重或其他新生儿期需要重症监护的疾病史；②有先天性心脏病（已修复或未修复）病史；③出现反复泌尿系统感染、血尿或蛋白尿；④存在肾脏疾病或泌尿系统畸形；⑤有先天性肾脏疾病家族史；⑥实体器官移植后；⑦患恶性肿瘤或接受过骨髓移植；⑧正在服用对血压有影响的药物；⑨患神经纤维瘤、结节性硬化等常伴有血压升高的全身性疾病；⑩颅内压升高。

儿童血压怎么测

儿童、青少年是一个特殊的群体，他们正处于生长发育阶段，不同年龄段的儿童，测量血压的方法是不同的。

1. 袖带的选择

袖带的选择是影响血压测量准确性的重要因素之一。袖带过窄或过短，会使测得的血压值高于实际值。袖带气囊的最佳长度以能包绕被测儿童上臂周长的 80%~100% 为准，气囊的最佳宽度为上臂周长的 40%。

2. 测量方法

一般测量右上臂血压。测量血压时，儿童取坐位，婴幼儿取仰卧位，上臂与心脏保持同一水平，手臂需要得到支撑、无悬空，听诊器置于袖带下缘下方肘动脉搏动处。3 岁以下儿童的血压听诊难以听清楚，可使用自动血压仪测量血压。

17

儿童高血压的诊断标准

近年来的研究证明，儿童、青少年的血压水平受发育因素影响很大，其血压状况应结合年龄、性别等因素综合判定。血压偏高的儿童应在 2 周后复查，连续 3 次异常方可诊断为高血压。

各年龄段儿童正常血压参考值

年龄	收缩压（毫米汞柱）	舒张压（毫米汞柱）
新生儿	70~82	30~38
2~6 月	70~100	30~45
7~12 月	80~105	35~45
1~2 岁	85~105	40~50
3~7 岁	85~105	55~65
8~12 岁	90~110	60~75
13~18 岁	90~120	60~80

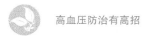

与成人高血压一样，儿童高血压也分为原发性高血压和继发性高血压。儿童以继发性高血压为主，随着年龄增长，原发性高血压所占比例逐渐增加。

原发性高血压的病因尚不明确，但相关研究提示与遗传有一定关系。有高血压家族史的儿童比无高血压家族史的儿童更易患高血压。肥胖、运动过少、食盐过多、精神紧张、性情急躁等都可能导致儿童罹患高血压。

儿童继发性高血压常见的原因有以下几种：①肾脏疾病（最常见，约占继发性高血压的 80%），如肾小球肾炎、间质性肾炎、肾动脉狭窄、先天性尿路异常、肾脏肿瘤等；②心血管疾病，如先天性动脉导管未闭、先天性主动脉狭窄、大动脉炎等；③内分泌疾病，如嗜铬细胞瘤、肾上腺皮质增生、甲状腺功能亢进等；④神经系统疾病，如脑外伤、脑血管意外、脑积水、脑膜脑炎等；⑤药物和毒物等外源性因素，如皮质激素、环孢素、过量维生素 D 等。

18

认识隐匿性高血压

高血压是一种常见病、多发病，严重威胁人类健康，其诊断主要依据血压测量。根据测量方法，可以将血压分为两类：一类是诊室血压，即在诊室由医务人员测量所得的血压；另一类是非诊室血压，包括动态血压监测和家庭自测血压。根据这两种检测方法，可以把人群血压分为四种状态：①血压正常，即诊室血压和动态血压均正常；②持续性高血压，即诊室血压和动态血压均高于正常；③白大衣高血压，即诊室血压高于正常，动态血压正常；④隐匿性高血压，即诊室血压正常，动态血压高于正常。

什么是隐匿性高血压

在研究高血压的过程中，人们发现部分患者仅在诊室内测量的血压升高，而在诊室以外的地方测量的血压正常，这一现象被称为"白大衣高血压"，又称"诊室高血压"。过去普遍认为，这种高血压是良性的，与心、脑、肾等靶器官损害无关，无须采取过度的药物治疗。但近年来越来越多的学者认为，"白大衣高血压"对心、脑、肾等靶器官有不良影响，患者常伴有多种心血管疾病危险因素，其对靶器官的危害程度介于正常人群和持续性高血压之间，需要经常随访。

后来有学者发现，还有一种与上述情况相反的"逆白大衣现象"，这种情况下，患者可能已经有明显的靶器官损害，但还未被诊断为高血压，据此提出了"隐匿性高血压"的概念。其诊断标准为：诊室血压正常（血压＜140/90 毫米汞柱），而 24 小时动态血压监测显示血压高于正常（日间平均血压≥ 135/85 毫米汞柱，24 小时平均血压≥ 130/80 毫米汞柱），或者家庭血压≥ 135/85 毫米汞柱。

隐匿性高血压的危害

有证据显示，隐匿性高血压同样可导致靶器官损害，且预后更差。隐匿性高血压患者的左心室肥厚、颈动脉粥样硬化、腔隙性脑梗死、肾脏损害的患病率明显高于"白大衣高血压"患者及血压正常者。隐匿性高血压患者虽然诊室血压正常，但其整体血压水平始终处于一种特殊状态。这种特殊的血压状态与持续性高血压相似，容易引起血管内皮功能障碍，长期累积的效应会导致心、脑、肾等重要组织缺血，

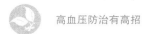

进而导致结构和功能损害。

19

"缉拿"隐匿性高血压

隐匿性高血压在人群中的患病率为 7.6%~23.0%，可发生于各年龄段，且患病率随着年龄增长而明显增加。其危险因素与持续性高血压相似，可能与交感神经兴奋性增加、吸烟、酗酒、缺乏体力活动、肥胖、炎症、早发心血管疾病家族史、精神压力及睡眠不佳等有关。

六类人警惕隐匿性高血压

以下人群应注意自己的日常血压变化，以免漏诊隐匿性高血压：①长期吸烟、饮酒者；②长期静坐的肥胖者；③生活、工作压力大者；④存在餐后低血压、体位性低血压的老年患者；⑤患有代谢综合征、糖尿病、慢性肾病、睡眠呼吸暂停综合征者；⑥常常存在夜间血压升高，而白天血压不高者。

尤其值得注意的是，已经接受降压治疗、诊室血压水平满意的高血压患者，可能存在残余隐匿性高血压，又称为"隐匿性未治愈高血压"。

动态血压监测，使隐匿性高血压"原形毕露"

诊室内血压正常，并不代表诊室外血压正常。由于隐匿性高血压缺乏特征性临床表现，不容易被识别，故已成为高血压诊治的盲区。随着

24 小时动态血压监测的广泛应用，一些过去不易被发现的高血压，如夜间高血压、清晨高血压、运动性高血压等，已能被早期发现，并采取干预措施。

值得注意的是，在服用非长效降压药物治疗的高血压患者中，隐匿性高血压较多见，即前述的隐匿性未治愈高血压。这类患者应有意识地加强家庭自测血压及动态血压监测，以便发现隐匿性高血压。

特别提醒

人体血压与情绪变化关系密切。正常人在情绪激动或精神紧张时，血压会升高。高血压患者同样如此，若经常处于紧张、焦虑、沮丧、激动、愤怒等不良情绪中，即便服用再高级的降压药，血压也较难控制，部分患者甚至会因情绪大幅波动导致血压骤升，进而诱发心肌梗死、中风等严重疾病。

为保持血压长期稳定，高血压患者应保持心态平和、心情开朗，尽量避免愤怒、急躁、焦虑、激动等不良情绪。

20

顽固性高血压青睐三种人

经常有患者抱怨："我高血压已经很多年了，一直吃药，用了三种降压药，血压仍降不下来，真是顽固啊！要控制在理想水平，低于 120/80 毫米汞柱，根本不可能！"

很多患者觉得自己的血压是个"老顽固"，没法控制，非常泄气，有

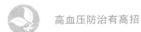

的干脆听之任之了。事实上，绝大多数高血压患者在用了三种不同种类的全剂量降压药（包含利尿剂）后，血压能够控制到正常水平，即140/90毫米汞柱以下。如果血压还降不下来，临床上称为"顽固性高血压"。顽固性高血压易"青睐"三种人：老年人、肥胖者、继发性高血压患者。

老年人

在老年高血压患者中，有约 1/2 为单纯性收缩期高血压，这是高血压治疗中的一个难点。一个 160/60 毫米汞柱血压的老年人，收缩压升高（收缩压大于 140 毫米汞柱，心脑血管事件的发生风险随血压升高而逐步上升）是危险的，而舒张压是冠状动脉供血的主要压力。研究发现，舒张压小于 60 毫米汞柱，心肌梗死发生率为 32%；舒张压为 60~70 毫米汞柱，心肌梗死发生率为 16%；舒张压为 70~90 毫米汞柱，心肌梗死发生率为 8%~9%；舒张压为 90~100 毫米汞柱，心肌梗死发生率为14.2%。因此，舒张压过高或过低，尤其是过低的老年高血压患者，心血管病危险性升高。

肥胖者

肥胖高血压患者的治疗也是"老大难"。不少中年患者来就诊时体重90~100 千克，伴血脂异常、脂肪肝、高尿酸血症、高血糖（糖尿病或糖耐量异常）、呼吸睡眠暂停综合征等，服用三种或三种以上降压药，血压仍难以降至正常。事实上，他们存在的问题不仅是血压高，根本问题是肥胖。只有把体重降下来，血压才能自然而然地降下来。"体重减轻 1 千克，血压下降 1 毫米汞柱"是大家熟悉的一句话，但是，肥胖患者要把体重降下来是非常不容易做到的。减肥成功后，不但血压会下降，血脂、血糖、尿酸、脂肪肝等代谢异常的指标都会得到改善，相关的心脑血管事件发生率也会大大降低。

继发性高血压患者

如果使用了多种降压药后，血压还是降不下来，就要到医院查一下肾功能、血电解质、尿常规，以及心血管、肾上腺的结构和功能情况。肾功能不良的人，高血压常常很顽固。有些继发性高血压患者也易出现顽固性高血压，如肾上腺长了小肿瘤或肾动脉被脂质斑块堵塞等，患者应及时检查，以免贻误治疗。

21

能被治愈的高血压

长期以来，高血压被认为是只可控制而不能治愈的疾病。实际上，部分高血压患者是可以被治愈的，这一比例为10%~15%。若这些患者能被筛查出来，那么中国有将近1 000万人可以摘掉高血压的"帽子"。谁能找出这些可被治愈的高血压患者呢？答案是内分泌科医生。

高血压伴低钾

真面目：原发性醛固酮增多症

原发性醛固酮增多症（简称原醛）占高血压总人数的5%~10%，其引发的高血压不仅顽固（服用三种以上降压药，血压仍不达标），且比原发性高血压更易导致心肌梗死、心力衰竭和左心室肥厚。

筛查方法：测定血浆醛固酮与肾素比值是最常用的筛查手段。只要排除某些降压药的影响，这一筛查指标非常准确。

血压忽高忽低

真面目：嗜铬细胞瘤

1%~2% 的高血压患者的表现比较特殊：平时血压正常，发作时血压很高，可达 200/120 毫米汞柱及以上，同时伴头痛、心动过速、出汗、面色苍白等。病程长者，还会出现体重减轻、血糖升高。这些人可能是嗜铬细胞瘤患者，切除肿瘤后，血压很快便降至正常。

嗜铬细胞瘤起源于肾上腺髓质，间歇性分泌过量的去甲肾上腺素、肾上腺素和多巴胺，引起血压阵发性升高，或持续性升高伴阵发性加重。体位改变、挤压肿瘤、焦虑、大小便等，都可能诱发血压急剧升高。

筛查方法：发作时，测定尿和血浆的去甲肾上腺素和肾上腺素水平，配合肾上腺 CT 扫描，即可查出"元凶"。

胖得"奇怪"伴糖尿病

真面目：皮质醇增多症

高血压患者常合并肥胖，但如果胖得奇怪，血压顽固难降，又伴有糖尿病，则很可能是皮质醇增多症在"捣鬼"。

这类患者胖得很奇怪：面部、腹部、躯干脂肪很多，脸如满月，面色很红，肚大发圆，颈项部有脂肪块，四肢脂肪少，显得瘦小。常与高血压、糖尿病并存。

筛查方法：过多的皮质醇是引发这一系列表现的关键，查一查患者清晨和午夜的血浆皮质醇水平就可真相大白。

特别提醒 ·

在 10 个高血压患者中，至少有 1 个可以被治愈。若年轻人的血压很难控制，或在 40 岁之前发病，伴肥胖、血压忽高忽低等特点时，应尽早去医院咨询专科医生，排除内分泌性高血压的可能。

仅收缩压高

真面目：甲状腺功能异常

有些人在测量血压时，发现自己仅有收缩压升高，舒张压不高，这可能是年龄大、动脉粥样硬化所致。但有一点也不容忽视：甲状腺功能异常也是收缩期高血压的重要病因之一。甲状腺功能亢进症或减退症均可导致收缩压明显增高、脉压增大。

筛查方法：检测血浆甲状腺激素和促甲状腺激素水平。

22

反复鼻出血 别忘查血压

在中老年人中，高血压性鼻出血是比较常见的。确诊本病的主要依据是发病前后血压较高，没有鼻部和全身疾病，劳累、受凉可诱发。治疗高血压性鼻出血，除局部止血外，最重要的是积极控制血压。

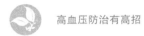

鼻出血的原因有两类

鼻出血的原因大致可分为全身因素和局部因素两类。全身因素包括高血压、血管硬化（多见于中老年人）、血液系统疾病（如血友病、血小板减少性紫癜、白血病、再生障碍性贫血）、凝血功能障碍、脾功能亢进、发热、高空作业、妇女月经前期等。局部因素包括鼻外伤、鼻腔良性疾病（如鼻中隔偏曲、出血坏死性息肉）、鼻腔肿瘤（如血管瘤、恶性肿瘤）、鼻中隔前端血管扩张等。

根据鼻出血的特点和患者的年龄，可大致推断鼻出血的原因。中老年人若鼻出血量较多且不易自止，出血前鼻部有搏动感，既往有高血压病史，可初步判断为高血压导致的鼻腔后段外侧静脉丛血管破裂出血；若出现鼻腔少量出血或涕中带血，持续时间较长且不自愈，要考虑是否有肿瘤生长；晨起有回吸血涕伴颈部隆起者，要警惕是否有鼻咽癌淋巴结转移。

高血压性鼻出血，止血不易

高血压性鼻出血的出血量较大，不易自止。鼻腔收敛治疗常不能完全止血，往往还需要用明胶海绵、油纱条等进行鼻腔填塞止血，个别患者还需要前后鼻孔填塞止血。若条件允许，也可在鼻内镜下行电凝止血。在局部治疗的同时，患者还应使用降压药，将血压控制在正常水平，同时也可适量服用清热凉血的中药。由于鼻出血时视野不清，为防止漏诊，患者应在血止后再进行一次鼻部检查，以排除鼻部其他疾病（如肿瘤等）导致的出血。

预防高血压性鼻出血五要点

1. 控制好血压，尤其在疲劳、受凉感冒、气温变化较大时，注意监测血压，防止血压过度波动。

2. 高血压患者应少吃油炸食品，多吃新鲜蔬果，尽量少饮白酒。

3. 尽量少做屏气动作（如吹喇叭等）；便秘者应及早治疗，以防过度屏气导致鼻腔血管破裂。

4. 不要食用过多温燥滋补品。

5. 慎用有升压作用的药物，如呋麻滴鼻液等，以防血压升高导致鼻腔血管破裂出血。

危害篇

23

高血压与脑卒中

高血压最严重的脑部并发症是脑血管意外，即脑卒中，俗称"中风"。其中最主要的是脑出血和脑梗死。

高血压对脑组织的影响

无论是原发性高血压，还是继发性高血压，只要血压持续升高，均可引起脑组织的病理改变。主要的病理改变有以下几方面。

1. 脑部小动脉痉挛　高血压的基本病理变化是包括脑部在内的全身小动脉痉挛。脑部小动脉痉挛的结果是使脑组织的血液供应减少，导致高血压患者出现头痛等症状。

2. 脑动脉硬化　血压升高后，血管内压力增加、内皮损伤，使血液内的脂类物质容易进入血管壁，从而促进动脉粥样硬化的发生与发展。因此，高血压患者的脑动脉硬化明显比正常血压者来得"多而重"。脑动脉硬化后，动脉管径变小，阻力增加，脑血流量减少，对缺氧的耐受性也降低。

3. 脑梗死和脑出血　脑血管的结构比身体其他部位的血管薄弱，硬化后的脑动脉更为脆弱，更容易在血压波动时发生痉挛而形成血栓（脑血栓形成），或破裂而导致出血（脑出血）。

4. 脑部血液供应不足　高血压常合并心脏功能减退，心排血量降低，脑部血液供应也随之减少。人脑重量虽只占体重的 2%，但其血液需要量却占心排血量的 1/6。因此，脑组织对缺血缺氧特别敏感。任何原因引起的心排血量减少，均可导致脑部供血不足，引起脑循环障碍，产生各种神经系统症状。高血压患者的血压剧烈波动或突然降低，均能影响脑部血液循环，造成不良后果。

高血压引起的脑血管病变

当血压持续升高或反复波动，脑血管出现明显病变时，就可能导致各种不同程度、不同性质的脑部并发症。并发症有两大类：一类是暂时性的，如脑缺血发作和高血压脑病；另一类是持久性的，如脑出血和脑血栓形成等。

1. 脑缺血发作 高血压患者在某些因素影响下，脑部某些血管发生痉挛，引起暂时性的局部供血不足。患者可突然出现吐字不清、半身麻木乏力，甚至偏瘫，但历时较短，常持续数分钟或数小时，发作后可完全恢复正常，但可反复发作，愈发愈重，最后发展为严重的脑梗死或脑出血。

2. 高血压脑病 比较剧烈而弥漫的脑动脉痉挛，可引起广泛的暂时性脑缺血，脑组织缺氧，毛细血管扩张，渗透性增加，发生脑水肿。患者常表现为血压突然显著升高（可能超过 200/120 毫米汞柱）、剧烈头痛、恶心、呕吐，可有神志模糊，甚至昏迷，也可能有抽搐发作。这种情况虽然比脑缺血发作更为严重，但若及时采取紧急的降压和消除脑水肿的措施，患者仍能转危为安。

以上两种情况都说明高血压已经引起了脑血管病变，患者对自己的病情已经不可等闲视之了。但这还不是真正的脑卒中，以下两种情况才是真正的、最常见的脑卒中。

3. 脑出血 脑血管突然破裂，血液进入脑实质内。严重者会出现神志不清、呕吐、大小便失禁、呼吸深沉而有鼾声、半侧肢体瘫痪等，死亡率较高。家属或周围的人若遇到神志不清的脑出血患者，应避免任意搬动，暂时使其就地静卧，头部垫枕头，并密切观察病情变化。同时拨打急救电话，送至医院抢救。途中要尽可能减少颠簸，尤其要避免头部的震动，以免加重病情。

4. 脑梗死　由于脑动脉粥样硬化，部分脑动脉严重狭窄、闭塞，或在狭窄的基础上形成血栓，造成脑组织某部位的血流中断，以致该部分脑组织发生缺血性软化、坏死。脑梗死的临床表现与脑出血相似，但程度一般较轻，多在睡眠或休息等安静状态下缓慢发病。发病时，患者一般多无昏迷，可能有短暂的神志不清，病情严重者可死亡。给予适当的治疗后，患者可缓慢恢复或遗留不同程度的偏瘫等后遗症。

24

易诱发脑卒中的六种情况

1. 情绪因素　如暴怒、狂喜、过度兴奋等。高血压患者在与人大吵大闹时突然发生脑卒中的，不在少数。暴怒可使血压骤然上升，引起脑血管破裂。此外，持续的情绪低沉、焦虑、抑郁，也可能加重脑动脉痉挛，引起脑血流动力学改变，导致脑血栓形成。

2. 服药不当　高血压患者不坚持服药或迷信服用保健品而不重视服用正规降压药，会使高血压长期得不到控制，从而诱发脑卒中。有些人自作聪明，拿自觉症状来衡量血压的高低，头昏脑涨时服药，没有症状时就不服药，或者频繁加减药物，以致血压忽高忽低、反复波动。

3. 用力过猛　剧烈运动、过重的体力劳动、屏气用力，以及其他用力过猛的活动（如劈柴、勉强搬重物等），都可能引起血压骤升、脑血管破裂，应注意避免。此外，大便时过分用力也可使血压骤升，诱发脑血管意外。

4.**暴饮暴食**　有些高血压患者在一次大量饮酒或过度饱餐之后发生脑卒中。因为上述情况也可能引起剧烈的脑血管反应。

5.**气候因素**　据统计，约半数以上的脑卒中发生在寒冷季节。当出现气温突然下降时，医院里收治脑卒中的患者也会增多。这可能与寒冷刺激诱发脑血管痉挛，使血压发生剧烈改变所致。此外，寒冷季节剧烈咳嗽也可能使已经硬化了的脑血管发生破裂。

6.**血压突然下降**　血压持续升高的患者和老年高血压患者可能存在动脉粥样硬化。如果血压降得过快、过猛，会造成脑供血不足或导致脑血栓形成。

25

三类高血压患者易被脑卒中"偷袭"

高血压是一种十分常见的疾病，容易引起心、脑、肾等器官的损害，尤其是脑部损害。在我国，高血压患者的主要并发症是脑卒中（俗称"中风"）。不少患者对高血压的治疗不重视，采取放任自流的态度，后果可想而知。

服药不规范

不少患者没有坚持长期服药，很多人是在血压很高或症状较重时才去看门诊；服药后血压下降、症状好转了，就又不去看医生了，药服完后就不再服用了。殊不知，等药物的作用消失后，血压又升高了。高血压目前

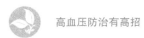

尚无根治方法，只有坚持规律服药，把血压长期保持在正常范围，才能起到预防并发症的作用。因此，患者坚持长期规律服用降压药，对保持血压正常是极为重要和必要的。

——降压药选择不当

有些患者虽然经常服用降压药，但血压仍较高，甚至在 180/110 毫米汞柱左右，没有把血压降到 140/90 毫米汞柱以下。常常有患者问医生，已经服用复方降压片、复方罗布麻片或珍菊降压片很久了，但血压一直较高，该怎么办？其实道理很简单，这些药物被称为"小复方制剂"，除这 3 种药外，市场上还有不少类似药物。虽然小复方制剂中一般有 2~3 种降压药，但含量都很低，故降压作用较弱。如果已服药很长时间，血压仍未能降至正常范围，就不要再抱着这些药不放，必须换用其他降压药。值得一提的是，由于这些小复方制剂的组方较为复杂，有些成分引起的不良反应较大，采取加大剂量的办法也不可取。

那么，哪一种降压药最好呢？其实到目前为止，所有降压药都不能根治高血压，但每种降压药都能降低血压，只是作用强弱不同、降压机制不同、副作用也不一样。即使是同一种降压药，不同患者服用后的反应也不一样。因此，必须针对患者的不同病情选择药物。至于选择什么降压药，应由医生根据患者的病情和检查结果来决定。

一般来说，如果服用某种降压药后，血压能降至正常，没有不良反应（包括自我感觉及有关化验结果），就算选对了药。患者只要坚持服用，就能使血压稳定在正常范围。若遇到特殊情况，如气候变化等，可能需要增减药物剂量或调整药物种类。如果高血压病情较重，往往一种降压药不能达到治疗效果，就需要两药合用，有些患者甚至需要三药或者更多种类的药物合用。药物联合应用方案要合理，一般同类的两种药物不能合用。有些患者除了高血压外，还同时患有其他疾病，如血脂异常、糖尿病、冠心病、支气管哮喘等，选择降压药也比较复杂。这些情况都必须由医生根据具体病情来决定。

不重视其他因素

除血压升高外，还有不少危险因素（如吸烟、肥胖、血脂异常、糖尿病等）会导致高血压患者发生并发症。有些患者对降压药物治疗十分重视，但对这些危险因素不重视。尤其是吸烟，有些患者服药很认真，但就是不肯戒烟。一个人即使没有高血压，单纯吸烟也会引起动脉粥样硬化；在公共场所吸烟，还会使周围人遭受被动吸烟之害；高血压患者吸烟则犹如雪上加霜。除吸烟外，酗酒、摄盐量过多、超重、血糖升高、血脂异常、缺乏运动、性格暴躁、生活无规律等，都是高血压患者必须避免的危险因素。

26

五招预防脑卒中

坚持治疗

高血压容易诊断，只要经过合理治疗，疗效较好。因此，高血压患者不必过度紧张。但要认识到，高血压是一种慢性病，需要长期，甚至终身治疗。千万不要经过短期治疗后，看到血压下降就中止治疗。而要力争长期维持正常血压或接近正常的血压，并减少血压波动。

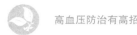

定期检查

高血压患者不但应定期检查血压，还应定期检查血脂、肾功能、眼底和心电图。根据这些检查的动态改变，调整防治措施。40 岁以上成人，即使没有高血压，也应定期测量血压。

清淡饮食

高血压患者宜采用低盐、低脂和低胆固醇饮食。动物内脏、肥猪肉等食物脂肪及胆固醇含量较高，应加以控制；咸菜、腌制食品的含钠量高，要尽量少吃。

戒除烟酒

香烟中所含的烟碱（尼古丁）可使血管收缩、血压升高，加速动脉粥样硬化的发展，导致吸烟者发生脑卒中的风险增加。同时，酒精也能促进脑动脉硬化，并能引起强烈的血管反应，高血压患者要戒饮烈性酒。

保持健康体重

对高血压患者而言，控制体重、进行适当的体力锻炼极为重要。"吃饭不宜过饱，活动不宜过少"这句话不但适用于高血压患者，对普通中老年人也适用。肥胖会增加心脏负担，增加发生脑卒中的风险。高血压患者可选择适合自身体力状况的运动，如太极拳、气功、散步、慢跑等。

27

半数心衰与高血压有关

随着科普宣传的不断深入，"高血压"这个医学名词已为大众所熟知，越来越多的人开始认识到，高血压的危害并不在于血压升高本身，而在于血压升高可能导致的并发症，如心肌梗死、脑卒中等。

除上述急性并发症外，高血压患者身上还潜伏着一些缓慢发展、易被忽视，但同样危险的并发症，应当引起大家的重视。

90% 的心衰患者有高血压史

高血压与心力衰竭的关系非常密切，高血压是心力衰竭的主要危险因素和病因。流行病学研究显示，人群中 40%~50% 的心力衰竭归因于高血压。美国的一项调查显示，高血压患者发生心力衰竭的危险性是正常血压者的 2 倍（男性）或 3 倍（女性）以上，约 90% 的心力衰竭患者在发生心力衰竭前，曾有高血压病史。

从高血压进展到心力衰竭通常需要数年或数十年。高血压如何进展到心力衰竭？国外学者认为主要有两个途径：一是高血压→左心室肥厚→心力衰竭；二是高血压→心肌梗死→心力衰竭。前者以左心室舒张功能障碍为主，后者以左心室收缩功能障碍为主。

控制血压，减少心衰发生率和死亡率

近年来，虽然心力衰竭的治疗手段不断提高，但心衰患者的生活质量依然很差，死亡率依然很高。因此，疾病的早期预防显得尤为重要。

预防心衰发生的合理对策应该是，有效阻断高血压→左心室肥厚→心力衰竭和高血压→心肌梗死→心力衰竭这两个进程中的各个环节。临床研究证明，降压治疗能逆转左心室肥厚，将心力衰竭的发生率减少约 50%。尤其是老年高血压患者，积极控制血压水平是预防和减少心力衰竭发生的重要途径。进一步的研究发现，以肾素－血管紧张素系统（RAS）阻滞剂和利尿剂为基础的降压治疗是预防心衰发生的优化组合方案。

特别提醒

识别心衰的"蛛丝马迹"

1. 活动后感到胸闷、气促或心悸。

2. 夜间平躺后出现干咳，端坐或站立时，咳嗽减轻或消失。

3. 入睡后 1~2 小时，突然憋醒，伴有呼吸困难及喘息，坐起30 分钟或更长时间，方能缓解。

4. 夜间不能完全平卧，平卧即感胸闷、气短，需要垫高枕头或取半卧位。

28

高血压与房颤

房颤是导致脑卒中和心衰的重要原因

房颤是心房纤维颤动的简称，是一种常见的心律失常。我国是房颤大国，总患病率约为 0.77%，男性多于女性。房颤的患病率随年龄增长而增加，60 岁以下人群患病率低于 1%，60 岁以上人群患病率为 3%~4%，80 岁以上人群患病率超过 9%。

房颤的危害主要表现在两个方面：一是左心房内的附壁血栓脱落，形成血栓栓子，经血液循环进入外周动脉，容易造成脑栓塞（脑卒中）；二是心房以每分钟 300~600 次的速度快速颤动，影响心脏的正常舒缩功能，容易导致心功能不全。

与房颤相关的疾病主要包括高血压、冠心病、心力衰竭、瓣膜性心脏病、甲状腺功能亢进症、糖尿病等。其中，高血压与房颤的关系尤为密切。研究显示：一半以上的房颤患者合并高血压；高血压是房颤的重要危险因素，高血压不仅会显著增加发生房颤的风险，还会显著增加房颤患者发生脑血管事件的风险。

降压是降低心脑血管事件风险的有效手段

房颤的治疗策略主要包括消除病因和诱因、控制心室律、复律及维持窦性心律，以及预防血栓栓塞。其中，纠正病因和诱因在房颤综合防治中起着非常重要的作用。对高血压患者而言，积极争取降压达标，避免心室肥厚和心房扩大，是预防房颤发生的最重要措施。已合并房颤的高血压患者，若能在抗栓治疗的基础上，进行强化降压治疗，亦会获得更多益处。

一项涉及全球 41 个国家、500 多个研究中心，共 9 000 余例房颤患者参与的大型研究（ACTIVE-I）结果显示：高血压合并房颤患者在抗栓治疗的基础上，服用降压药物厄贝沙坦，可有效降低心衰住院、脑卒中及其他栓塞事件的发生风险。欧洲高血压学会和心脏学会颁布的高血压防治指南亦推荐：高血压合并房颤患者的抗高血压治疗首选 ACEI（血管紧张素转化酶抑制剂）或 ARB（血管紧张素 II 受体拮抗剂）类降压药。

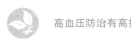

特别提醒 ·······················

房颤的三大特征

1. 房颤分三类：一是阵发性房颤，发作能自行终止，重新恢复到窦性心律；二是持续性房颤，发作持续 7 天以上，不能自行终止，经治疗后可恢复为窦性心律；三是永久性房颤，发作持续 1 年以上且不能被任何治疗手段转为窦性心律。

2. 心悸是房颤发作时最突出的症状，心室率越快，心悸越明显。

3. 脉搏绝对不齐，心搏的次数大于脉搏跳动的次数。

29

纠缠不清的高血压与肾病

高血压与肾病关系复杂，它们互相"为害"，往往说不清谁是谁的"受害者"。一些临床统计资料表明：成年高血压患者中，有2%~4% 是由肾脏疾病引起的；而各种肾脏疾病患者中，则有20%~60% 伴有高血压。此外，还有些患者初诊时既有肾病，又有高血压，已很难分清孰因孰果。

互为因果，推波助澜

肾脏是人体至关重要的器官之一。从表面看，两侧肾脏只有 300 克左右，约占人体体重的 0.5%，但却连接着几根粗大的血管。据测定，肾脏血管中的血量约为心排血量的1/5，这是因为肾脏担负着保持人体内环境稳定的任务，全身新陈代谢产生的非挥发性废物主要靠它清除至体外。

肾脏的基本结构是肾小球和相连的肾小管组成的肾单位。肾小球是一团毛细血管，外面包着一个球囊。高血压初期常有全身小动脉痉挛，肾小动脉也不例外。如果高血压没有得到及时、恰当的治疗，它就会加重动脉硬化，肾动脉也不能幸免。于是，患者会出现各种肾功能受损现象：浓缩功解减退，夜尿增多，尿中有蛋白质、红细胞及管型。之后，血中的尿素氮和肌酐也会增加，表明肾脏损害已较严重。

通常，一个器官的供血动脉发生硬化、形成狭窄后，只是造成该器官的供血不足。但肾脏有一个特点，即肾缺血时，肾脏本身会产生一种叫"肾素"的物质，肾素能激活体内最强的缩血管物质——血管紧张素，引起全身各处的血管收缩，使血压升高。血压升高后，肾脏和其他器官的血流灌注虽然能够暂时得到一些改善，但它又可进一步加重动脉硬化，加重缺血，增加发生各种并发症的可能性，这就形成了一种肾脏与高血压之间的恶性循环。

控制血压，预防肾病

几十年前，由于没有理想的降压药，高血压晚期并发肾功能衰竭的病例相当常见。现在，这种病例虽然少多了，但仍有少数患者由于种种原因贻误了治疗。其中，有些人并非没有医疗条件，而仅仅是因为症状不多、不懂得及时治疗高血压的重要性、不愿坚持长期服药，或者轻信某些虚假广告和偏方，以致错失了合理治疗的机会。高血压患者如果同时伴有糖尿病，发生肾脏损害的可能性更大，更需要认真对待，妥善和及早治疗。

虽然目前治疗肾脏疾病已有许多新方法，但一般而言，晚期肾脏损害的治疗难度较大，应立足于预防和早期治疗。高血压患者的根本治疗措施是将血压控制在理想水平，尽量避免大的波动。血压过高固然可能对心、

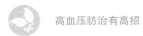

脑、肾等重要器官造成损害，但血压过低也会使这些器官供血不足。高血压患者在治疗过程中应密切注意肾脏情况，使用降压药时应尽可能保障肾血流量。如果已有肾脏受损迹象，更应注意防止血压过低。

在降压药中，血管紧张素转化酶抑制剂和血管紧张素受体拮抗剂还具有扩张肾小动脉和改善糖代谢的作用，尤其适用于高血压伴糖尿病和轻度肾功能不全的患者。但究竟是否适宜，应由有经验的医生根据实际病情决定。

30

高血压患者，保护好你的肾脏

高血压患者，尤其是老年人或合并糖尿病者，保护肾脏的关键是控制好血压。因为血压水平越高、时间越长，越容易发生肾小动脉硬化。一般来说，常用的降压药对肾脏均有一定的保护作用，但作用程度有所不同。比较起来，血管紧张素转化酶抑制剂（ACEI），如贝那普利、福辛普利等；中长效的钙离子拮抗剂，如氨氯地平、维拉帕米缓释片、硝苯地平控释片等，对肾脏的保护作用较好。尤其是这两大药物联合使用，不但降压疗效增加，对肾脏的保护作用也加强。短效二氢吡啶类降压药，如短效硝苯地平，对肾脏保护作用较差。

值得一提的是，3%~10% 的高血压患者服用 ACEI 类降压药后可引起咳嗽。表现为咽痒、干咳，晚上症状明显，严重时可影响睡眠。一般来说，只要患者对 ACEI 类降压药中的一种产生了咳嗽症状，对其他 ACEI 类药物也可能有这种不良反应。若患者服药后出现咳嗽，尤其当咳嗽影响了睡眠时，应立即停用这类药物，同时多饮水，以促进药物排泄，服用止咳剂、抗生素均无效。已经出现咳嗽的患者可在医生指导下改用对肾脏有类似保护作用的血管紧张素Ⅱ受体拮抗剂（ARB）类降压药，如氯沙坦钾、厄贝沙坦等，这类药物很少引起咳嗽副作用。

保护肾功能，还要控制其他危险因素

当然，保护肾功能还需要控制其他危险因素，如糖尿病、血脂异常、肥胖等。肾功能已有明显损害（如血肌酐升高）的患者，需要适当控制蛋白质摄入量，最好控制在每天每千克体重0.6~0.8克蛋白质为宜。而且要吃优质蛋白质，如牛奶、鸡蛋白、鱼肉等，少食植物性蛋白质，如豆制品。同时还需要保持大便通畅，以利清除体内废物。避免应用各种对肾脏有损害的药物，如氨基糖苷类抗生素（庆大霉素、卡那霉素、链霉素）、第一代头孢类抗生素。

为保护肾脏，所有高血压患者都需要定期检查肾脏，如尿常规、尿微量白蛋白及肾功能，至少每年检查一次。已经有肾功能损害的高血压患者，更需要严密监测，切不可掉以轻心。

肾功能受损患者如何选用降血压药

1.肾功能轻受损时，可使用ACEI类药物中较少通过肾脏排泄的药物，如福辛普利等，但仍须严密监测肾功能。

2.肾功能重度受损，血肌酐超过265毫摩/升（3毫克/分升）时，ACEI类降压药须慎用或减量，否则药物会在体内蓄积，加重肾脏及全身的不良反应，尤其在与利尿剂合用时。这些患者可在医生指导下选用中长效钙离子拮抗剂、β受体阻滞剂、α_1受体阻滞剂，或者选用同时对β受体和α受体具有阻滞作用的药物。

3.合并双侧肾动脉狭窄或妊娠期高血压的患者，禁用ACEI类降压药。

31

糖尿病合并高血压，危害"步步高"

国外的临床试验已经证实，收缩压只要下降几毫米汞柱，糖尿病合并高血压患者的死亡率和残疾率就会明显下降。

危害更严重

调查显示，糖尿病患者中约有一半合并高血压。糖尿病合并高血压后，对人体健康的威胁更为严重。它们好比是一根藤上的两个毒瓜，有共同的发病基础，又互相影响，加重各自并发症的发生与发展。

高血压和糖尿病共同的发病基础是胰岛素抵抗，即由于各种原因使胰岛素不能在体内发挥降血糖的作用。

胰岛素主要在肝脏和肌肉组织中发挥降血糖作用，而糖尿病、高血压患者往往是脂肪组织增加而肌肉含量减少，且常常伴有血脂代谢紊乱，使血糖不易降至合适水平。机体为了使血糖保持正常，会代偿性地释放更多胰岛素。胰岛素是一种促合成的激素，不仅能够促进蛋白质、脂肪等合成，还能导致水钠潴留和体重增加，促进或加重高血压的发生和发展。

高血压可促进全身动脉粥样硬化，使动脉壁增厚变硬、弹性减弱，动脉内径变小，造成局部供血不足，引起或加重糖尿病患者的大血管和微血管并发症，促进糖尿病的发生与发展。而高血糖又会促使血液和组织中的某些成分糖化，反过来加重动脉硬化。

糖尿病合并高血压的患者，心肌梗死、脑血管意外等不良事件的发生率远高于无糖尿病的高血压患者或无高血压的糖尿病患者。糖尿病合并高血压患者的眼底、肾脏、神经系统并发症的发生率也远远高于无高血压的糖尿病患者，且并发症也严重得多。如果将糖尿病、高血压引发并发症的危险性各自定为1。那么，糖尿病合并高血压患者的危险性不是1+1等于2，而是远远大于2，甚至要大于4。

降糖、降压都重要

糖尿病患者发生高血压后，既要控制血糖，也要控制血压，控制血压的重要性绝不亚于控制血糖。尤其是已经有糖尿病肾病的患者，血压控制是保护肾脏的关键。

糖尿病合并高血压患者的降糖与降压治疗可以同时进行。如果患者血糖控制尚理想，血压却经常在160/100毫米汞柱以上，或同时发现了肾脏、心脏等疾患，降压就比降糖更紧迫一些。

那么，糖尿病合并高血压的患者应该如何控制血压呢？首先，糖尿病合并高血压的患者应该加强血压监测。统计资料表明，相当多的糖尿病患者尽管在服用降压药，但高血压并未得到控制。糖尿病合并高血压的患者应在服用降压药期间，每周测量一两次血压，以便医生能及时调整降压方案。其次，与单纯高血压患者相比，糖尿病合并高血压患者的血压控制水平应更严格，宜将血压控制在130/80毫米汞柱以下，因为糖尿病、高血压都是心脑血管疾病的危险因素。当血压由130/85毫米汞柱降至120/80毫米汞柱时，还有利于糖尿病肾病的防治。

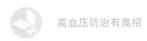

32

高血压背后的"神秘杀手"：主动脉夹层

主动脉由三层结构构成，由内到外分别是内膜、中膜和外膜。剧烈运动、饮酒等因素会促使血压更高，内膜很容易被撕裂，一旦内膜撕裂，血液流入内膜和外膜之间，轻者形成局部的假腔，重者假腔可累及整条大动脉。如果患者得不到及时救治，24 小时内死亡率为 25%，48 小时内死亡率为 50%，1 周内死亡率为 70%。如果血压过高或者活动剧烈，引起外膜破裂，假腔内的血液会"一泻千里"，患者几乎没有生还可能。

以前，主动脉夹层主要发生在一种遗传病——马方综合征患者中。1988 年因主动脉夹层破裂而猝死球场的美国排球运动员海曼就是一位马方综合征患者。如今，这颗"不定时炸弹"更多、更频繁地出现在了动脉硬化、高血压患者体内，并严重威胁着他们的生命。如果把主动脉夹层比喻成来势汹汹的"神秘杀手"，那么高血压就是最主要的"幕后操纵者"。高血压是主动脉夹层最主要的发病因素。有统计表明，70%~80% 的主动脉夹层由高血压引起。

高血压史 10~15 年，主动脉夹层风险增加

主动脉夹层好发于 45~60 岁的中老年人，男女比例约为 3∶1。病因很复杂，常见的有高血压、动脉粥样硬化、外伤、炎症、遗传因素等。其中，高血压和动脉粥样硬化是大多数中老年患者的发病原因。资料显示，80%~90% 的主动脉夹层患者存在高血压，且在发病时，大多已有 10~15 年的高血压病史。

突发前胸后背痛，警惕主动脉夹层

当主动脉内膜撕裂时，90% 的患者会出现突发心前区、胸背部、腰背部或腹部剧烈疼痛。疼痛呈刀割样或撕裂样，程度剧烈，常在提重物、打篮球、情绪异常激动、咳嗽、用力排便等状况下发生。患者常烦躁不安、大汗淋漓、有濒死感，甚至因疼痛而晕厥。

高血压是主动脉夹层患者最常见的体征。原因有二：一是大多数患者本身就有高血压；二是夹层形成后，血压会进一步升高。同时，由于主动脉是将血液从心脏输送到全身的"主干道"，发生主动脉夹层后，全身多脏器（如大脑、心脏、肠管、肾脏、四肢等）会因缺血而出现功能障碍甚至衰竭，如脑梗死、心肌梗死、腹痛、便血、少尿等。此外，瘤体和血肿还可压迫邻近脏器，导致声音嘶哑、呼吸困难等症状。

主动脉夹层最主要的危害是破裂大出血。约半数患者在动脉瘤形成后不久即因瘤体破裂而死亡。幸存下来、进入慢性期的患者，若不及时治疗，最终也多数死于夹层破裂。

诊断：难度大，易被漏诊或误诊

猛虎固然可怕，更可怕的是看不到猛虎。主动脉夹层之所以神秘，是因为它极擅长"掩护"自己。

患者常常被误诊为心肌梗死、胰腺炎、胆石症等。主动脉夹层的"攻击手段"千变万化，如假腔压迫支气管可引起呼吸困难，压迫分支血管可引起其供血器官缺血等。同时，临床医生诊断该病的意识和警惕性不高，会更多地考虑肺部或腹部的常见疾病。主动脉夹层经常这样"蒙混过关"，最终导致无法挽回的后果。

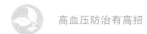

—— 治疗：在瘤体破裂之前，手术拆除"炸弹"

根据主动脉夹层破口的位置和夹层累及的范围不同，主动脉夹层可分为 Standford A 型和 Standford B 型两种。A 型主动脉夹层的内膜破口位于升主动脉处，夹层向远端延伸，直到降主动脉或髂动脉，并常累及主动脉瓣、冠状动脉开口和头臂干血管，是最危重、死亡率最高的类型。B 型主动脉夹层的病变从降主动脉开始，向远端延伸，病情没有 A 型夹层危重。

迄今为止，尚无治疗主动脉夹层的有效药物。一旦确诊，尽快手术是预防主动脉夹层破裂、挽救生命的唯一有效方法。20 世纪 50 年代以前，由于没有合适的血管替代物，主动脉夹层几乎是不治之症。人工血管诞生以后，一种有效的手术方法——人工血管置换术被应用于临床，挽救了不少患者的生命。不过，该手术的操作过程相当繁复，创伤大、出血多、恢复慢、并发症较多，许多患者因无法耐受手术而失去治疗机会，只能消极等待。20 世纪 90 年代，一位阿根廷的血管外科医生发明了动脉瘤的微创治疗技术——腔内隔绝术。我国宣武医院血管外科研究所汪忠镐教授于1997 年成功实施了国内首例腹主动脉瘤腔内隔绝术，并在此基础上，于1998 年成功实施了国内首例主动脉夹层腔内隔绝术，给那些无法耐受手术的主动脉夹层患者带来了生机。

腔内隔绝术是一种微创手术，在动脉腔内完成，无须开胸，手术时间短，输血量较人工血管置换术大大减少，绝大多数患者可以不输血。治疗时，医生先在患者的一侧腹股沟部位切一个小口，在 X 线监视下，将内含支架型人工血管的导管由股动脉导入。当导管到达主动脉病变部位后，带有镍钛合金支架的人工血管被释放出来，支架自动撑开，牢牢固定于主动脉内壁，并将裂口完全封闭。这段人工血管就像坚固的盾牌，将高速流动的血液挡住，不让它继续进入"假腔"。"假腔"内残留的静止血液会逐渐血栓化，最终机化为瘢痕，至此"警报"解除。由于该手术创伤小、恢复快，许多患者在手术当晚即可进食，次日即可下床活动。

特别提醒

　　由于高血压、动脉粥样硬化是导致主动脉夹层的高危因素，故高血压、动脉粥样硬化患者应有规律地服用降压药和调脂药，使血压、血脂维持在正常水平。部分高血压患者虽然血压控制不佳，但自我感觉良好，不愿意坚持服药，这其实是非常危险的。

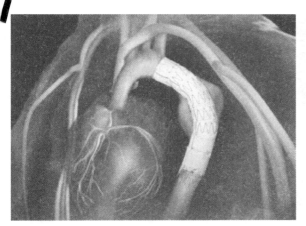

腔内隔绝术示意图1

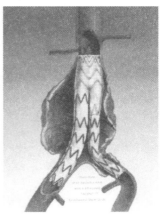

腔内隔绝术示意图2

治疗篇

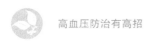

有效降压：健康生活方式＋服用降压药

—— 改变生活方式是降压治疗的基础

目前，治疗高血压的主要方法是坚持健康的生活方式和服用降压药，两者缺一不可。健康的生活方式，如合理膳食、戒烟限酒、适量运动、心理平衡是降压治疗的基础，长期坚持合理用药则是血压达标的关键，两者必须结合，才能有效控制高血压。

非药物疗法，包括纠正不良生活方式和不利于身心健康的行为，是降压治疗的基础。具体措施包括每日摄盐量应少于 6 克、戒烟并避免吸二手烟、限制饮酒（不鼓励为了"活血"而饮酒）、控制体重、适当运动等。

老年人（尤其是高龄老人）不宜过分严格地控制饮食及食盐摄入量，以免导致营养障碍及电解质紊乱（如低钠血症）。肥胖的老年人也不宜过快、过度减轻体重，以免导致体力不支、抵抗力下降，甚至诱发其他疾病。

—— 根治高血压的神药不存在

《中国高血压防治指南》推荐五大类降压药——钙离子拮抗剂（地平类）、血管紧张素转化酶抑制剂（普利类）、血管紧张素 Ⅱ 受体拮抗剂（沙坦类）、利尿剂和 β 受体阻滞剂，以及单片复方制剂，作为治疗高血压的药物。

高血压患者必须知道，原发性高血压的治疗是一个世界性的难题，发病机制还没有完全研究清楚，目前尚无法根治，需要终身药物治疗。

部分高血压患者不愿长期服药治疗，总想一劳永逸地治愈高血压。很多虚假医药广告就是利用这一点欺骗患者，如"高血压研究获重大突破，高血压患者从此不再需要终身服药""高血压克星，保证治愈，无效退款"等。这些广告中的药物往往成分不明，作用机制不清。更可恶的是，有些广告打着"传统中医药"的旗号，外加一些现今流行的科技名词（如纳米、基因等）来蒙骗患者，不仅延误了患者的病情，还严重损害了中医的声誉。

34

降压治疗要趁早

降压治疗越早越好，但永远都不晚

如今，高血压治疗的总趋势是"重心前移"。千万不要等到发生了心肌梗死、脑卒中等心脑血管事件后才去治疗，那时已是"亡羊补牢，为时已晚"。即使能保住性命，但致残后的生活质量下降及巨额的医疗支出，会给患者、家庭、社会带来极大的负担。

世界卫生组织和国际高血压学会（WHO/ISH）规定：正常成年人的血压要低于130/85毫米汞柱，最理想的血压要低于120/80毫米汞柱；当血压大于或等于140/90毫米汞柱时，称为高血压；介于正常血压与高血压之间的血压（130/85~140/90毫米汞柱），称为正常血压高值。研究还发现，即便在正常血压范围，从115/75毫米汞柱开始，每升高20/10毫米汞柱，发生心血管事件的风险就增加1倍。血压越高，患心肌梗死、心力衰竭、脑卒中、肾脏疾病的风险越大。

正常血压高值也需要治疗

正常血压高值者，首先应从改善生活方式入手，包括减肥、限盐、运动、戒烟、限酒等，将血压控制在 130/85 毫米汞柱以下，甚至 120/80 毫米汞柱以下。糖尿病患者一旦血压超过 130/85 毫米汞柱，就应该在改善生活方式的基础上，进行降压药物治疗。确诊为心血管疾病（如冠心病、心力衰竭）、肾脏疾病（蛋白尿、肾功能减退）者，一旦血压高于 130/80 毫米汞柱，就可以开始药物治疗，以延缓疾病进展。

不少人认为，老年人血压偏高是正常现象，不需要治疗。事实并非如此。老年人血压（主要是收缩压）确实可随年龄增长而升高，60 岁以上老年人的收缩压，每 10 年可升高 10 毫米汞柱，但仍不应超过上述标准。老年人群的这种收缩压升高和脉压增大，是比单纯舒张压升高更为重要的心血管疾病危险因素。近年来完成的大规模临床试验（HYVET 研究等）也证实，年龄不是拒绝降压治疗的理由，即使是高龄开始降压治疗也为时不晚，更没有理由中断耐受性良好的降压治疗。有选择性地在老年高血压患者中进行适度降压是能获益的。

特别提醒

高血压的严重程度与症状轻重之间并没有必然联系。没有症状的患者因血压长期得不到控制，后果反而更严重。因此，一旦发现血压超标，无论年龄大小、有无症状，都应该尽早开始降压治疗。

35

降压达标很重要

血压不达标，风险大

确保血压达标是性命攸关的大事。但在我国，高血压治疗达标率极低。调查发现，血压控制不达标的人群比血压达标的人，发生心脑血管事件的风险要大得多。因此，国内外所有高血压治疗、管理的相关机构与组织都积极呼吁高血压患者一定要积极控制血压，并要尽早达标。然而在我国，许多高血压患者以为只要服点降压药就行了，平时不监测血压；甚至许多患者明知自己血压高，却"视而不见"，根本不把降压当回事。因此，我国血压达标率仅占治疗人群的 10% 左右。也就是说，我国绝大多数高血压患者面临发生心脑血管事件的风险。

降压目标有规定

世界卫生组织和国际高血压学会规定：普通高血压患者，没有心、脑、肾器官损害，也没有除高血压外的其他危险因素（如糖尿病等），应将血压控制在 140/90 毫米汞柱以下。患有冠心病、心功能不全、脑卒中、慢性肾脏疾病（如蛋白尿、肾功能减退）或糖尿病的高血压患者，需要将血压控制在 130/80 毫米汞柱以下。

老年人同样需要积极控制血压，但降压力求缓慢，不宜操之过急。由于动脉粥样硬化的关系，老年高血压患者常表现为收缩压很高、舒张压较低、脉压大。收缩压高，发生心脑血管事件的危险性大；舒张压太低，会

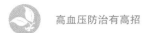

影响冠状动脉的血供，加重心肌缺血。因此，《中国高血压防治指南》规定：一般情况下，老年人应将血压控制在 140/90 毫米汞柱以下，但当舒张压低于 70 毫米汞柱，特别是有心、脑缺血症状时，收缩压控制在 150 毫米汞柱以下也算达标。

特别提醒

所有高血压患者均需要确保血压达标，但对老年高血压患者而言，降压力度不宜过大。有双侧颈动脉狭窄的患者，血压不宜降得过低，以免导致脑供血不足，诱发脑梗死。

36

降血压，要做到"三达标"

—— 降压达标：高血压治疗获益的"法宝"

根据《中国高血压防治指南》，高血压患者的血压控制标准为：普通高血压患者的血压应至少降至 140/90 毫米汞柱以下；65 岁及以上老年人的收缩压应控制在 150 毫米汞柱以下，如能耐受均应进一步降低。降压治疗的益处主要来自血压降低本身。为了最大限度地降低高血压造成的损害，高血压患者必须做到"三达标"：尽早达标、平稳达标、长期达标。

尽早达标

研究证实，在高血压早期，相比 4 周内控制血压的患者，未控制血压的患者发生心肌梗死、脑卒中和死亡的风险分别增加 11%、17% 和 10%。在治疗 6 周时，收缩压控制得越好的患者，远期心血管事件越少。一般情况下，高血压患者要争取在 4~12 周内逐渐降压达标，并坚持长期达标。血压早期达标，不仅可以降低心脑血管事件的发生风险，还能增强患者的治疗信心，提高对医生的信任度，营造良好的医患关系，使患者更愿意积极配合医生进行长期血压管理。

平稳达标

有些人认为，血压高了，降压应该越快越好、越低越好。其实不然，除非血压急剧升高、有导致心脑血管意外的危险时必须快速降压外，一般情况下，降压治疗要掌握平稳的原则，避免血压下降速度太快、血压降得过低，以免引起心、脑、肾等重要脏器灌注不足，导致缺血性事件发生。

随着动态血压监测技术的普及，越来越多的证据表明，仅仅控制血压不足以保护心、脑、肾等重要器官，还应该做到平稳降压。一般情况下，患者应经过 4~12 周的治疗逐渐使血压达标；老年患者、冠状动脉或双侧颈动脉严重狭窄、降压治疗耐受性差的患者，达标时间应适当延长。

有的患者要求快速控制血压，用药仅几天，发现血压下降不明显就开始抱怨药物效果不理想，要求医生加药或换药，这种做法是错误的。其实，长效降压药要发挥稳定的降压作用，一般需要 1~2 周。

长期达标

血压长期控制不佳的患者，脑卒中、心脏病、肾功能不全等并发症的发生风险增加。一项随访 15 年的老年高血压患者研究结果显示，长期坚持血压控制达标的患者，与血压正常的人群心血管事件的发生率相当，显著低于血压未得到长期控制的患者。值得强调的是，目前还缺乏针对高血压病因的根本性治疗方法，大多数患者需要长期，甚至终身服用降压药。只有长期坚持治疗，才可能使血压达到或接近目标血压，保护重要器官，预防并发症的发生。高血压患者要定期随访，在医生指导下长期坚持服药治疗，观察降压疗效，监测并干预各种危险因素，才会获得好的疗效。长期血压达标能减少脑卒中等心脑血管事件的发生，还能减少治疗费用。

37

实现降压达标三注意

优先应用长效制剂

《中国高血压防治指南》推荐患者优先应用长效制剂。长效制剂每天服药一次，即能持续 24 小时平稳控制血压，减少血压波动，有效控制全天血压及晨峰血压，副作用少，安全性好，能更有效地预防猝死、脑卒中和心肌梗死等心脑血管事件。

联合用药可改善血压达标率

研究表明，只有 30% 的高血压患者服用一种降压药即能达标；约 70% 的患者需要联合应用两种或两种以上作用机制不同的降压药才能降压达标。高血压存在多个病理生理发病环节，联合用药可以针对不同的病理生理机制发挥作用。降压药物小剂量联合应用，具有降压机制互补、降压疗效叠加、减轻不良反应等优点。联合用药既可以选用多种降压药，也可以选用单片复方制剂。

坚持在家测量血压

家庭血压测量简便易行，已成为高血压诊断和疗效评价的重要手段。有人认为，自己在家中测量的血压不准，要去医院请医生测量。这种想法是不正确的。在医院、诊室测量的血压只表示一个偶测的血压值，难以全面反映血压状况。自己在家中测量，状态放松，不受由医务人员引起的紧张心理影响，还能在不同的时间和状态下多次测量血压，可以较全面、可靠地反映日常血压状况，有助于达到降压目标。

38

平稳降压，减少血压波动

血压忽高忽低危害大

血压波动比血压持续升高更容易引起心、脑、肾等靶器官损伤。人的血压在昼夜 24 小时内会出现一种类似生物钟的节律性波动。一般而言，清晨时血压较高，下午 3~7 时血压亦较高，中午和晚间睡眠后血压较低。此外，血压还会受气候、情绪、环境等影响而变化，如冬季血压相对较高、夏季血压相对较低；安静休息时和餐后的血压较低，劳动、运动、情绪激动、进食、吸烟、饮酒、喝咖啡、排便时的血压较高。高血压患者由于自主神经功能失调，交感神经处于激活状态，更容易出现血压波动。

多项研究显示：在决定靶器官损伤（心、脑、肾、血管）的各项因素中，血压水平固然重要，但血压波动性更重要。血压波动大者，器官损伤严重。究其原因，主要与忽高忽低的血流长期冲击血管壁，容易造成内皮破损和内皮功能紊乱，内皮破口处发生脂质沉积、斑块形成，进而导致血管硬化有关。

避免人为造成血压波动

对高血压患者而言，坚持服药很重要，但要避免医源性或人为造成的血压波动。一些需要每天服用 3~4 次的短效降压药，易造成血压忽高忽低，漏服时更易人为造成血压波动，危害很大。如果有条件，高血压患者应服用长效降压药，以保持血压平稳。研究表明：两种或两种以上不同类型的降压药联合使用，不但可以更好地降低血压，也能使降压效果更持久、稳定。

39

降压处方应个体化

小剂量、长效、联合用药

高血压用药遵循"小剂量、长效、联合用药"的原则，综合各种客观因素，以期用最少的付出获取最大的收益。降低高血压患者的血压水平是高血压治疗的关键，药物治疗是高血压治疗中最重要的部分。

一般而言，药物治疗高血压应遵循以下原则：①以最小的有效剂量获得最好的疗效，将不良反应控制在最小范围；②使用一天一次给药、有持续 24 小时降压作用的药物（降压谷峰比值大于 50%），使全天血压稳定在目标范围内，有效防止靶器官损害，避免清晨血压突然升高而导致脑卒中、心脏病发作，甚至猝死；③为使降压效果增加而不良反应不增加，宜采用两种或多种降压药物联合治疗。

目前常用的降压药主要有五类：利尿剂、β 受体阻滞剂、血管紧张素转化酶抑制剂（ACEI）、血管紧张素Ⅱ受体阻滞剂（ARB）和钙离子拮抗剂（CCB）。各类降压药各有优缺点，合理选择是关键。降压药的选用除了要考虑降压药的作用、代谢、不良反应和药物相互作用外，还应根据治疗对象的个体状况，如是否存在导致心血管疾病的其他危险因素、是否存在靶器官损害、心率是否较快，以及患者以往用药经验、经济承受能力等因素进行综合判断。

常用降压药对比表

	优点	缺点	注意事项
利尿剂	降压效果确切，耐受性好，价格低廉	长期使用会影响糖脂代谢	年轻高血压患者慎用，痛风患者禁用噻嗪类利尿剂
β 受体阻滞剂	可有效减慢心率、降低血压，小剂量应用对糖脂代谢无明显影响，可降低糖尿病患者冠心病事件发生风险	长期大剂量应用会对糖脂代谢产生不利影响	哮喘、反应性气道疾病、2 度或 3 度房室传导阻滞患者禁用
钙离子拮抗剂（CCB）	具强力扩血管作用，对代谢没有影响；除短效二氢吡啶类 CCB 外，其他类型 CCB 均有减少早期糖尿病肾病患者微量蛋白尿，保护肾功能的作用	短效二氢吡啶类 CCB（如硝苯地平）可通过压力感受器反射性激活交感神经系统，加快心率	快速型心律失常和充血性心力衰竭患者慎用
血管紧张素转化酶抑制剂（ACEI）	除具有较强的降压作用外，还有保护心血管、肾脏和改善胰岛素抵抗的作用，对糖脂代谢无不良影响	干咳，有时会导致高钾血症	妊娠、高血钾及双侧肾动脉狭窄患者慎用
血管紧张素Ⅱ受体拮抗剂（ARB）	效果与 ACEI 大致相同，不引起干咳	首次应用注意避免低血压	妊娠、高血钾及双侧肾动脉狭窄患者慎用

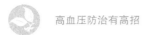

40

高血压患者，仅仅降压是不够的

—— 除高血压外，其他危险因素同样重要

对高血压患者而言，控制血压是改善预后的重要因素，但不是唯一的因素。若不注意控制其他危险因素，发生心脑血管事件的危险性依然很大。研究显示：高血压患者若合并三种或三种以上危险因素，即使血压降到正常范围，依然有较高的发生心脑血管事件的风险。

除血压外，常见的影响高血压患者预后的危险因素如下：①年龄，男性＞55 岁，女性＞60 岁；②吸烟；③总胆固醇＞5.72 毫摩 / 升，高密度脂蛋白胆固醇（HDL-C）下降，低密度脂蛋白胆固醇（LDL-C）升高；④腹型肥胖（男性腰围＞90 厘米，女性腰围＞80 厘米）；⑤合并糖尿病；⑥ C 反应蛋白≥ 10 毫克 / 升；⑦早发心血管疾病家族史，发病年龄男性＜55 岁，女性＜60 岁；⑧有靶器官损伤，如左心室肥厚、颈动脉斑块或内膜增厚≥ 0.9 毫米、血肌酐轻度升高或有微量白蛋白尿等。

在上述危险因素中，除年龄、性别及家族史不可改变外，其余均可通过改变不良生活方式或使用药物来改善或消除。具体措施包括：①遵医嘱服药，平稳控制血压，减少血压波动；②改良生活方式，多运动、控制饮食、调整饮食结构、戒烟、少饮酒，养成良好的心态和睡眠习惯；③治疗与高血压相关的疾病，如控制血糖、血脂，有动脉粥样硬化斑块者应长期服药稳定斑块等。

特别提醒 · · · · · · · · · · · · · · · ·

　　高血压患者应坚持定期体检，包括体重、血脂、血糖（空腹及餐后 2 小时）、肾功能（肌酐、尿酸等）、尿常规及尿微量白蛋白定量、C 反应蛋白（高敏法）、心脏超声、颈动脉及下肢动脉多普勒血管超声等检查，以了解危险因素控制情况及靶器官受损程度。

危险因素与预后的相关性

其他危险因素和疾病	正常血压	正常血压高值	1 级高血压	2 级高血压	3 级高血压
0 个危险因素	平均危险	平均危险	低度危险	中度危险	高度危险
1~2 个危险因素	低度危险	低度危险	中度危险	中度危险	极高度危险
≥ 3 个危险因素或糖尿病、靶器官损害	中度危险	高度危险	高度危险	高度危险	极高度危险
关联临床状况	高度危险	极高度危险	极高度危险	极高度危险	极高度危险

绝对危险因素（10年内发生心脑血管事件的概率）：
低危患者＜15% → 中危患者15%~20% → 高危患者20%~30% → 极高危患者＞30%

41

不容忽视的抗血小板治疗

　　抗血小板治疗能显著减少 50 岁以上高血压人群的心血管事件。1998 年发表的 HOT 研究观察了 18 790 例 50~80 岁的高血压患者，每天服用阿司匹林 75 毫克，平均随访 3.8 年，结果发现，与安慰剂相比，阿司匹林可使血压控制良好（舒张压＜90 毫米汞柱）的高血压患者的主要心血

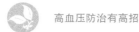

管事件发生概率下降 15%、心肌梗死发生概率下降 36%。中国专家共识（2005）推荐：小剂量阿司匹林可用于血压控制满意（＜150/90 毫米汞柱）的 50 岁以上的高血压人群，若合并其他危险因素（如吸烟、血脂异常、肥胖、糖尿病、冠心病家族史等），则使用阿司匹林的指征更强。即使是 50 岁以下的高血压患者，若合并上述危险因素，同样考虑应用阿司匹林。

血压控制不好者，不宜服用

阿司匹林的主要副作用是出血。研究证实，血压控制良好的患者服用小剂量阿司匹林不增加颅内出血和严重胃肠出血的发生率。因此，高血压患者在服用阿司匹林前，必须把血压控制好（＜150/90 毫米汞柱）。此外，有溃疡病、严重肝病及出血性疾病的高血压患者，应慎用阿司匹林。另外，由于布洛芬等药物能减弱阿司匹林的作用，故两药不宜同时应用。

特别提醒 · · · · · · · · · · · ·

阿司匹林应当坚持长期服用，除非发生严重不良反应。一般而言，单纯高血压患者每天一次服用 75~100 毫克阿司匹林即可，推荐服用肠溶片，清晨或者睡前空腹服用。

42

控制高血压：限盐＋补钾

—— 限盐

钠盐与高血压的关系密切。多项研究发现：钠盐摄入与血压水平呈线性正比关系；钠盐摄入少，高血压患病率低，反之亦然；每人每天多摄入食盐 2 克，收缩压和舒张压分别升高 2.0 毫米汞柱及 1.2 毫米汞柱；限盐能不同程度地降低血压和减慢血压随年龄增长的升幅，并减少服用的降压药剂量。

减少饮食中钠盐摄入已成为高血压防治中的重要共识。世界卫生组织（WHO）建议每人每日食盐量不超过 6 克。我国人群食盐摄入量普遍超标。每人每天的食盐摄入量，北方人可高达 12~18 克。

由于中国人膳食中约 80% 的钠来自烹调或含盐高的腌制品，因此限盐首先要减少烹调用盐及含盐高的调料，少食各种咸菜及腌制食品。若北方居民将日常用盐量减少 1/2，南方居民减少 1/3，则基本能接近世界卫生组织推荐的标准。

具体建议如下：①循序渐进。对已习惯高盐饮食、口味较重的高血压患者而言，突然实行低盐饮食可能会难以接受，不妨采取逐步减量、循序渐进的方法。北方人首先将每日食盐量降至 8~10 克，以后再降至 6 克。南方人可先将食盐量控制在 6~8 克，以后逐步降至 6 克以下。②钾盐替代（如无禁忌证）。如果需要咸味，可使用一半氯化钠、一半氯化钾的制品，如矿物盐等。③口味多样化。运用醋、糖、姜、蒜、辣椒等加强食物的风味，减少对钠盐的依赖。④不吃快餐，因为许多快餐中的钠含量很高。⑤将盐"表面

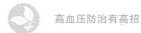
化"。烹调过程中少加盐，最后将盐和酱油加在食物表面，或在餐桌上放置盐瓶、酱油瓶，由家庭成员按各自口味添加。

特别提醒

限盐应贯穿于高血压防治的始终。对盐敏感性高血压患者及服用血管紧张素转化酶抑制剂（ACEI）或血管紧张素 II 受体拮抗剂（ARB）的高血压患者而言，限盐带来的益处更大。

补钾

中国人的饮食特点除高钠外，还普遍存在低钾（仅 1.9 克／天），与世界卫生组织推荐的标准（钾 4.7 克／天）相差很远。研究显示：钠和钾的代谢之间有密切关系，低钾会抑制钠的排泄，而高钠又能抑制钾的吸收。增加钾摄入能降低发生高血压和脑卒中的风险。尤其是对盐敏感的老年人及肥胖人群，适当补钾可抵消钠的升压及血管损伤作用。人体钾主要来自食物，含钾丰富的食物主要是蔬菜和水果。

特别提醒

由于国人口味普遍偏重，饮食中钠钾比值严重超标。为使钠钾比值达标，必须在增加钾摄入的同时，降低食盐的摄入量，因为单纯补钾而不限盐依然难以使钠钾比值达标。

43

吸一支香烟，收缩压升高
10~30 毫米汞柱

　　"吸烟有害健康"这句经典式口号在中国可以说是妇孺皆知，但是它对国人的警醒作用却微乎其微。当西方国家人群吸烟率从 20 世纪 60 年代的 60% 下降到目前不足 10% 时，我国的吸烟人数却连年增加，中国男性的吸烟率达 66%，是世界上吸烟率最高的国家。我国之所以会出现这种状况，关键在于人们对"烟草危害健康"的认识不足。烟草对健康的危害很隐匿，吸烟者一般不会立即出现不适，常在吸烟 10 年后，才会发生与吸烟相关的疾病。很多人都知道吸烟与肺部疾病和癌症的关系，但很少有人了解吸烟与心血管疾病的关系。2005 年我国烟草流行病学调查显示，我国人群中，只有约 25% 的人了解吸烟对心血管的危害。真实情况是，每日吸烟 3~5 支，心肌梗死风险增加 40%；每日吸烟 40 支，心肌梗死风险增加 7 倍。吸烟不仅通过烟草烟雾中氧自由基的作用直接损伤血管壁，导致动脉粥样硬化和急性血栓形成，也通过对血压的直接影响，导致血压异常和心脑血管恶性事件的发生。

　　吸烟引起的血压升高，目前认为主要是烟草烟雾中所含的尼古丁所致。研究发现，吸一支普通的香烟，可使收缩压升高 10~30 毫米汞柱；长期、大量吸烟（每日吸 30~40 支香烟），可引起小动脉的持续性收缩，小动脉内膜渐渐增厚，形成小动脉硬化。有学者用 24 小时动态血压监测的方法观察吸烟对血压的影响。结果显示，吸烟可引起正常血压者血压升高和心率加快。在高血压患者中，吸烟者 24 小时白昼、夜间的收缩压和舒张压均明显高于不吸烟者。此外，吸烟对血脂代谢也有影响，能使血胆固醇、低密度脂蛋白胆固醇升高，高密度脂蛋白胆固醇下降，进一步促进动脉粥样硬化的发生发展。另有资料显示，有吸烟习惯的高血压患者，对降压药的敏感性降低，抗高血压治疗不易获得满意疗效，常不得不加大药物剂量。

特别提醒

　　高血压患者吸烟，不仅会使降压难度增加、降压药物应用增多，还特别容易发生恶性高血压、蛛网膜下腔出血、冠心病及心肌梗死等威胁健康和生命的疾病。更值得一提的是，吸烟者发生高血压的机会也大大增加，有高血压家族史者吸烟，今后发生高血压几乎不可避免。奉劝所有吸烟者，为了健康，下决心戒烟！

44

降压治疗的真正目的

　　提起高血压，很多人会将它和头晕、头痛、颈项部僵硬感、眼花、耳鸣、失眠等症状联系在一起。因此，很多患者都是在出现头晕、眼花症状时才去量血压，才想起服药。一旦症状消失，就自行停药。出现这种误区，主要是因为人们对高血压带来的危害认识不全面。如果患者长期按照这种认识行事，将会有生命危险。

　　诚然，高血压确实会导致上述种种症状，但它的危害绝不仅在于此。持续的高血压状态会无声无息地影响人体的很多重要器官，使之产生不可逆的损伤，其中不少是致命性的。从表面来看，降压治疗的目的是将血压降低到正常范围内。实际上，治疗高血压的主要目的是最大限度地降低心脑血管病的死亡和病残（如瘫痪等）等风险，并减少其他并发症的发生。现已证实，有效控制血压能明显降低心脑血管事件（如心肌梗死、脑梗死）的发生率，降低死亡率，延长患者的生命。

保护心脑血管

高血压对人体的最直接影响是增加心脏负担，使心脏的每一次搏动更"费力"。高血压还会激活体内多种生物因子，久而久之会引起心肌肥厚、心脏扩大，并发高血压性心脏病，最终可导致心力衰竭，部分患者可因心律失常而发生猝死。

高血压是动脉粥样硬化的重要危险因素，动脉粥样硬化患者中有70%~80%伴有高血压。动脉粥样硬化如果发生在冠状动脉，即可导致冠心病，引起心肌缺血、心绞痛、心律失常、心力衰竭，甚至引发急性心肌梗死。动脉粥样硬化如果发生在脑动脉，轻则引起脑供血不足，严重的可致脑梗死（缺血性脑卒中）。在脑动脉粥样硬化的基础上，如果出现血压的急剧增高，会导致脑出血（出血性脑卒中）。

保护其他脏器功能

脑动脉粥样硬化除了会导致脑血管病外，还可引起血管性痴呆。如果动脉粥样硬化发生在肾动脉，可导致肾组织缺血，进而导致肾功能不全，严重的可导致尿毒症，后者又可加重高血压，形成恶性循环。此外，动脉粥样硬化还可导致下肢动脉狭窄、闭塞，患者会出现腿部发凉、麻木、间歇性跛行，甚至下肢坏疽。高血压还可影响眼睛，使视网膜动脉痉挛、硬化，导致阵发性视物模糊，甚至视力严重减退。由于高血压对人体健康的

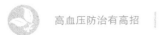
损害是悄无声息的，故有人将它形象地比喻为"隐形杀手"。

特别提醒 ············

　　高血压患者的降压治疗必须规范，不能道听途说地自行买药，也不可想当然地"吃吃停停"。同时，还应干预所有可逆的危险因素，如吸烟、血脂异常、糖尿病等，并及时处理并存的其他疾病。

45

半数以上高血压患者合并血糖升高

—— 糖尿病是冠心病的等危症

　　高血压、血脂异常和高血糖是导致心脑血管疾病最主要的危险因素。在我国人群中，高血压是最重要的危险因素。糖尿病是冠心病的等危症，糖尿病患者未来发生冠心病的风险比健康人增加 2~3 倍，未来 10 年发生心肌梗死的概率高达 20%。如果高血压与糖尿病同时存在，未来发生心脑血管事件的概率将成倍增加。如果三种危险因素同时存在，未来发生心脑血管事件的概率将数倍增加。

　　通常，医生通过测血压、验血脂，很容易发现血压和血脂的异常，但糖代谢异常却不容易被发现。原因有三：一是高血糖在早期常没有症状，容易被忽视；二是部分糖代谢异常患者，尤其是老年人，早期常表现为餐后血糖升高，空腹血糖正常，若仅测空腹血糖，这类患者就会被漏诊；三是目前血糖筛查通常在内分泌科进行，心血管内科医生还没有形成让高血压患者常规查血糖的概念。

我国 2006 年的一项调查显示，53.3% 的高血压患者同时有高血糖。中国心脏调查（针对冠心病住院患者的血糖调查）也显示，近 80% 的冠心病患者合并高血糖，如果单纯检测空腹血糖，2/3 的高血糖人群会被漏诊。由此可见，高血压患者合并高血糖是非常普遍的，漏诊情况很严重。高血压、冠心病患者应该意识到血糖筛查的重要性，尽早去医院做一次糖耐量检测。

研究证实，糖尿病患者在降糖的同时，如能将血压降至 120/80 毫米汞柱以下，血浆低密度脂蛋白胆固醇降至 1.82 毫摩 / 升以下，就能显著减少心脑血管事件的发生率。

特别提醒

糖耐量异常是糖尿病的"前奏"，如果能早期发现、早期干预，不仅可以避免或延缓糖尿病的发生，还可以降低发生心血管恶性事件的风险。经糖耐量检查确诊为糖尿病的高血压患者，应在医生指导下积极采取各种方法，在改变不良生活方式的基础上合理应用降糖药物，努力将血糖、血脂、体重、血压降至正常范围，以预防心脑血管事件的发生。

46

高血压合并糖尿病，选药有讲究

糖尿病合并高血压患者选用的降压药可分两个台阶。在第一台阶，服

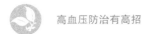
用一种降压药就可以控制好血压。若干年后，有可能需要上第二台阶，即加第二种药物，有的患者需要服用两三种，甚至更多种降压药才能控制好血压。这是一个普遍规律，患者不必心存疑虑。因为降压药种类和剂量的增加并不一定说明预后不好，关键是高血压是否得到良好控制，能否避免脑出血、脑梗死、心肌肥厚、眼底出血等并发症的发生。

目前，根据国内外的经验，绝大多数糖尿病合并高血压患者可遵循下述原则选择降压药。

首选血管紧张素抑制剂类降压药（ACEI/ARB）

血管紧张素转化酶抑制剂（ACEI）和血管紧张素 II 受体拮抗剂（ARB）可减少使血压升高的血管紧张素，同时保护心血管，治疗心力衰竭，使糖尿病肾病患者的尿蛋白减少。合并肾血管狭窄、肾功能衰竭、高血钾的糖尿病患者慎用。

次选钙离子拮抗剂

这类药物可抑制钙离子进入血管壁，使血管扩张，降低血压，同时可治疗冠心病。推荐应用硝苯地平控释片或长效氨氯地平片。值得一提的是，服用短效硝苯地平片（心痛定）后，血压虽然迅速下降但会很快回升，波动较大，不推荐。

特殊情况选药策略

糖尿病合并心动过速的患者可选用 β 受体阻滞剂，如美托洛尔、比索洛尔等。

清晨血压明显升高的糖尿病患者可选用 α 受体阻滞剂，如特拉唑嗪、多沙唑嗪等。该类药物还可缓解伴有前列腺增生的老年男性的排尿困难症状，缺点是容易引起体位性低血压。

糖尿病合并肾病、心脏病患者可选用利尿剂，如吲达帕胺、氢氯噻嗪等。该类药的缺点是大量应用容易引起低血钾，诱发心律失常和痛风。

如果一种药物效果不好，可以将两三种药物联合使用。联合用药可增加降压效果，避免药物副作用，如 ACEI/ARB 和利尿剂、钙离子拮抗剂和利尿剂、ACEI/ARB 和钙离子拮抗剂等。

特别提醒

由于有些降压药对血糖或糖尿病并发症有影响，如普萘洛尔（心得安）会掩盖糖尿病患者的低血糖早期症状，患者感觉不到饥饿、心悸和出汗等；利血平、可乐定可加重糖尿病患者的体位性低血压，前者还会加重男性糖尿病患者的勃起功能障碍；利尿药物可使患者血脂、血糖升高。糖尿病合并高血压的患者在应用上述降压药时应特别谨慎，以避免这些问题的出现。

糖尿病合并高血压的表现形式

1. 仅有收缩压升高，舒张压正常或下降，脉压增加。

2. 收缩压和舒张压均增加。

3. 单纯舒张压增高，脉压变小。

4. 卧位时高血压，立位时血压正常或降低。患者往往夜间血压高，但只要起床，甚至从马桶上站起来，都会因血压过低而发生晕厥。

5. 1 型糖尿病合并高血压往往"伴随"肾病而来，肾病使降压治疗更为困难。

47

老年高血压，治疗要重视

重视不够，后果堪忧

众所周知，高血压是老年人的常见病，也是我国老年人致死、致残的主要原因之一。按理，此病应当引起广大中老年人的足够重视，然而情况并非如此。究其原因，一方面说明人们对高血压的危害性认识不足或重视不够，尤其是老年人的自我保健意识不强。另一方面，老年高血压是长年累月缓慢形成的，患者多已能适应其病理状态，常常因主观症状不多或自觉症状不严重而疏忽就医，以致延误早期诊治。血压持续增高，可对心、脑、肾等重要生命器官造成损害。一旦并发脑卒中、心力衰竭、尿毒症，非死即残恐怕在所难免。

舒张压不高，危害依旧

老年高血压患者由于血管日趋老化、管壁增厚变硬、管腔变狭、血管舒缩功能受限，常表现为收缩期血压增高，而舒张期血压可低于正常水平或增高不如收缩压明显。以收缩期血压增高为主是老年高血压的特点之一。

过去常认为，老年人患高血压后，若舒张压不高，对健康的危害不大。其实不然。国内外医学界对单纯收缩期高血压进行了多中心、大规模的长期（3~6 年）诊治随访，现已得出结论：①单纯收缩期高血压对心脑血管的危害不低于经典高血压（即收缩压与舒张压均增高），甚至有过之而无不及。②接受正确治疗的患者与不正规治疗或不治疗的患者相比，前者脑卒中发生率降低了 36%~47%，心血管事件（心绞痛、心肌梗死等）发生率下降 20%~40%。③高龄老年患者（70~80 岁）如能接受正确治疗，受益将比中青年患者更多。因此，老年高血压患者应积极治疗。

控制血压，贵在坚持

老年高血压除了有脑卒中、心力衰竭、尿毒症三大危险并发症外，尚有三大合并症，即血脂异常、糖尿病和冠心病。它们可以一种或几种同时出现，或先后出现，从而使原有的高血压病情更趋复杂，给治疗带来困难。老年人宜定期检查身体，学会自测血压，及早诊断和防治高血压。争取在出现合并症或并发症之前，就进行积极有效的治疗，预后自然就好得多。

在确诊之后、应用降压药之前，强调非药物治疗，包括限制饮食、控制体重、增加运动并持之以恒、保持乐观情绪、戒烟、限酒等。如果收效不明显，应开始服用降压药物。中重度高血压患者在确诊后应立即启动降压药物治疗。

老年人一般病情比较复杂，疗效往往因人而异。因此，老年高血压患者必须在医生的监护和指导下，有目的地选用和调整降压药，直至能以最小剂量将血压维持在理想水平（即维持量）。

48

老年高血压，治疗有重点

强调收缩压达标

《中国高血压防治指南》推荐，将血压＜150/90 毫米汞柱作为老年高血压患者的血压控制目标值。若患者能够耐受，可将血压进一步降低至 140/90 毫米汞柱以下。降压治疗过程中，需要密切监测血压变化，以及是否存在心、脑、肾血流灌注不足的情况。

老年高血压患者的降压治疗主要强调收缩压达标，不应过分关注或强调舒张压变化的意义。老年人不宜过快、过度降低血压，应在可耐受的前提下，逐步实现降压达标。为避免舒张压过低诱发心脑血管事件，伴有缺血性心脏病的老年高血压患者宜将舒张压控制在 70 毫米汞柱左右。

常做血压监测

与中青年高血压患者相比，老年人出现"白大衣高血压"（诊室内血压升高，诊室外血压正常，也称"诊室高血压"）或"白大衣效应"（诊室外血压升高，诊室内血压更高）的情况更多见，易导致过度降压。同时，老年人出现隐匿性高血压（诊室内测量的血压正常，而动态血压监测发现平均血压水平升高，又称"逆白大衣高血压"或"被掩盖的高血压"）的情况也较中青年人常见。因此，老年人应加强血压自我监测，必要时，可做动态血压监测，以评估是否存在漏诊与误诊。

49

老年高血压，用药有讲究

根据自身特点选药

目前，临床常用的五大类降压药物均可用于老年高血压的治疗。老年高血压的特点是低肾素、低交感张力、高容量、高搏出量、大动脉弹性降低，应用利尿剂和长效钙离子拮抗剂的疗效较好，副作用较少，故这两种药比较适合无明显并发症的老年高血压患者的初始治疗。

若患者已存在靶器官损害（如冠心病、脑卒中等）或合并其他心血管疾病危险因素，则应根据具体情况，选择合适的降压药物。比如，利尿剂适用于合并心力衰竭、水肿的老年高血压患者；血管紧张素转化酶抑制剂（ACEI）与血管紧张素Ⅱ受体拮抗剂（ARB）适用于伴有冠心病、心肌梗死、心绞痛、左心功能不全、糖尿病、慢性肾脏疾病的老年高血压患者；β受体阻滞剂是高血压合并冠心病、慢性心力衰竭患者的首选药物。

需要提醒的是，老年人大多存在肝、肾功能减退，药物代谢或排泄量减少，容易发生药物不良反应。此外，老年人常常需要同时服用多种药物，故还需要注意各种药物间的相互作用。

服药时间可微调

健康成年人的血压水平表现为"昼高夜低"，夜间血压水平可较日间降低 10%~20%，医学上称为"杓型血压"。老年高血压患者常伴有血压昼夜节律异常，表现为夜间血压下降＜10% 的"非杓型血压"、血压下降＞20% 的"超杓型血压"，或夜间血压反较白天升高的"反杓型血压"。这三种类型的血压均会显著加重靶器官的损害。

一般来说，"非杓型"或"反杓型"高血压患者宜采用晚间或睡前服用长效降压药物的方法，帮助恢复血压的正常昼夜节律。

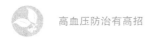

50

人到中年，单纯舒张压高也要治疗

高血压发病"年轻化"已成为威胁我国人民健康的社会问题。要阻止越来越多难治的老年收缩期高血压的发生和发展，应从控制青中年舒张期血压的升高做起。

高血压初期，舒张压升高

在高血压早期，特别是工作紧张时，中青年人交感神经常处于过度激活状态，容易出现心搏增快、周围血管收缩、血压升高、血压及心率波动较大，休息时可恢复正常。临床上，不少中年人收缩压仅 120~130 毫米汞柱，但舒张压高达 100~110 毫米汞柱。

为什么中年高血压初期大多是单纯舒张压升高，而收缩压不高，脉压很接近呢？这是因为当交感神经兴奋时，心脏收缩力增加，排血量增加，周围血管处于收缩状态，中年人血管弹性较好，主动脉很容易扩张，心脏"泵血"并不困难，收缩压可不升高。当心脏舒张时，由于主动脉过度扩张、弹性好、回缩有力，产生的压力比较高，故表现为舒张压升高。

舒张压升高，治疗莫迟疑

有些人认为，收缩压不高，舒张压高一点不要紧；能不吃药就尽量少吃；降压药晚一点开始吃，因为一旦吃上就要终身服药；宁可买保健品或吃点中药防止血管硬化，也不要轻易吃降压药。其实，患者们的这些错误认识都是因为他们对高血压这个"无声杀手"的严重危害性认识不足。正确的观念是：中年舒张期高血压患者应在医生指导下及早服用降压药，千万不要等到发生了收缩压很高的收缩期高血压、全身动脉已硬化，甚至发生了心肌梗死或中风（脑卒中）后，再想到要治疗。

一般来说，中年舒张期高血压的治疗效果比老年单纯收缩期高血压要好。目前，临床常用的抑制交感神经的降压药主要有以下几种：①兼有阻断 α₁ 和 β 受体的药物（阿罗洛尔）；② α₁ 受体阻滞剂（特拉唑嗪）；③抑制神经介质去甲肾上腺素释放，扩张外周血管的维拉帕米（缓释异搏定）。

除上述药物以外，扩血管作用特异性较强的钙离子拮抗剂，如苯磺酸氨氯地平、缓释非洛地平、血管紧张素Ⅱ受体拮抗剂等，都可与抑制交感神经的药物联合应用，更好地降低舒张压。

减压 + 运动，"双管齐下"效果好

多项调查证实，中年舒张期高血压是一种长期精神紧张引起的血压过度反应，常伴胸闷、心悸、疲劳等躯体症状。因此，患者除需要服用降压药以外，还应努力进行心理减压，如接受音乐疗法、推拿按摩等治疗。伴有焦虑症状或焦虑、抑郁并存的患者，还可以使用安定类镇静剂、复方制剂黛力新（氟哌噻吨／美利曲辛）或抗抑郁药。

研究证实，长期运动后，舒张压的下降幅度比收缩压更明显。中年舒张期高血压患者应坚持长期运动，可选择较长时间（0.5~1 小时）快步走和游泳等有氧运动，尽量不要选择短跑、登高楼等无氧运动。

特别提醒 ●●●●●●●●●●●●●●●●●●●●●●●●●●

中年舒张期高血压患者一定要及早接受药物治疗，争取把血压降到理想水平（小于 120/80 毫米汞柱）。同时还要改变不良生活方式，不吸烟，少饮酒，节制饮食。

儿童血压高，必须吃药吗

目前认为，儿童高血压应该综合治疗，包括非药物治疗和药物治疗。具体高血压分期应由专科医生判定。

非药物治疗

非药物治疗是治疗儿童高血压的关键。

1. 减肥及运动　不论采取何种形式（减少热量摄入、增加运动量），只要能坚持长期、有效减肥，都能降低血压水平。患儿一定要改变久坐不动（长时间看电视、玩电子游戏）的生活方式，将体育锻炼作为一种治疗手段。跑步、骑自行车、游泳、打球等有氧运动对减轻体重、控制高血压非常有利。

2. 饮食控制　控制盐的摄入量，少吃糖和脂肪，特别是油炸食品（薯片、炸鸡翅）和含糖饮料。

3. 避免精神紧张　避免长时间上网、学习负担过重导致的精神紧张，给孩子营造一个宽松环境，也有助于降压。

药物治疗

　　1级高血压患儿经非药物治疗3~6个月无效、2级高血压患儿，以及已出现靶器官功能损害的高血压患儿，需要接受抗高血压药物治疗。已明确高血压病因的患儿，应针对病因进行治疗，并应用降压药控制血压。有肾动脉狭窄及大动脉狭窄的患儿，可行手术治疗。原发性高血压患儿需要服用降压药物，首选钙离子拮抗剂和血管紧张素转化酶抑制剂。β 受体阻滞剂可作为精神紧张、交感神经活性高的高血压患儿的一线治疗药物。

儿童、青少年高血压治疗方法推荐

	改善生活方式	药物治疗
正常血压（略偏高）	鼓励健康饮食，良好睡眠和进行体育活动	
高血压前期	超重者控制体重，进行规律的体育活动，控制饮食	若无慢性肾脏疾病、糖尿病、心力衰竭或左心室肥厚，无须药物治疗
1级高血压	超重者控制体重，进行规律的体育活动，控制饮食	有症状的高血压、继发性高血压、高血压靶器官损害、合并糖尿病，以及非药物治疗效果不佳者，开始药物治疗
2级高血压	超重者控制体重，进行规律的体育活动，控制饮食	开始药物治疗

特别提醒

　　虽然儿童高血压远较成人高血压少，但随着经济水平的提高、生活方式的改变，以及常规血压测量的普及，儿童高血压的检出率呈逐年上升趋势。家长们要做有心人，一旦发现孩子有异样，应尽早带他们去医院就诊，以便得到早期诊治。

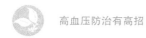

"白大衣高血压"要不要治疗

"白大衣高血压"是由于患者对某些外来刺激适应性差，反应比较强烈所致。这类患者的交感神经冲动明显比其他人强烈和频繁。类似情况还可见于一些年轻人，他们平日血压正常，在进行入学体检时，发现血压升高。尽管医生让他们安静休息，嘱咐他们不要紧张，但其血压仍不能下降。对这类人而言，即使现在没有高血压，今后发展为高血压的可能性肯定比普通人要大。有报道显示，"白大衣高血压"与普通高血压一样，可能对心、脑、肾等靶器官造成慢性损伤。

预防性治疗比不治疗好

"白大衣高血压"是否要治疗，必须从两个方面来看。一方面，"白大衣高血压"不是通常意义上的高血压，治疗上不需要"草木皆兵"。另一方面，这种稍遇风吹草动血压就上升的状态，对身体肯定不利，并可能成为诱发急性心脑血管事件的因素。所以，从长远角度来看，至少应该把它看成高血压的"前奏"，或者早期高血压。预防性地进行适当治疗比不治疗好。

治疗首选 β 受体阻滞剂

由于"白大衣高血压"是由交感神经功能亢进导致，故首选治疗药物是能减弱交感神经活性的 β 受体阻滞剂，如美托洛尔（倍他乐克）等。

一般而言，只需小剂量长期维持治疗即可。对大多数患者来说，这种治疗的耐受性很好，只要在医生指导下服用，副作用小。

与普通高血压一样，"白大衣高血压"患者也应进行"综合治疗"。平时注意限盐、减肥、适当体力活动，重视劳逸结合和心理调适。如果通过这些措施解决了问题，就不必用药。

53

血压控制不好的十大常见原因

吃得太咸

不良饮食习惯是导致血压控制不佳的常见原因。多项研究发现：钠盐摄入与血压水平呈线性正比关系；钠盐摄入少，高血压患病率低，反之亦然；每人每日多摄入食盐 2 克，收缩压和舒张压分别升高 2.0 毫米汞柱及 1.2 毫米汞柱；限盐能不同程度地降低血压，减少降压药的用量。

对于中国广大民众而言，"高脂、高糖、高盐"的饮食模式联合构成了血压升高和控制不佳的膳食因素。其中，盐摄入量长期偏高是导致血压控制不佳的最主要原因。调查显示，我国北方地区每人每日平均摄盐量为 12~18 克，南方地区每人每日平均摄盐量为 10 克左右，大大超过世界卫生组织建议的每人每日摄盐量 6 克的标准。

当然，不良饮食习惯的纠正不是一时半会儿的事，要让所有人在短期内达到限盐标准是不现实的。高血压患者不妨循序渐进地减少盐的摄入量，少吃含钠量高的食物，特别是添加了亚硝酸盐的火腿肠、腌制食品等。

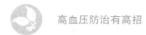

对降压治疗的必要性认识不足

有些高血压患者虽然血压很高，但由于没有明显的不适感觉，便误以为自己挺健康，没必要就医，也没必要吃药；还有些高血压患者只看到药物的副作用，不知道降压治疗的重要性，不愿意服药，由此导致的后果是血压持续升高，心、脑、肾等重要脏器功能全面受损。

受医疗条件的限制，高血压目前尚无法治愈，只能依靠药物控制。高血压患者是否有症状是因人而异的，但不管有无症状，升高的血压对身体的危害都是逐渐发生、发展的。因此，一经确诊，高血压患者必须坚持服药。

治疗停留在"头痛医头，脚痛医脚"阶段

部分高血压患者喜欢"跟着感觉走"，只有在出现了头痛、头晕、乏力、失眠等症状时，才会想到服用降压药。一旦不适症状消失，便不再服药。殊不知，降压药吃吃停停会人为加剧血压波动，血压忽高忽低对身体的危害比血压持续升高更大。降压治疗强调的不仅是血压降至正常，更是24 小时平稳降压。

冬季气温陡降，人体血管收缩，是血压最不容易控制的季节。为避免冬季血压骤升，高血压患者从秋末开始就应增加血压监测的频率，以便及时捕捉到血压升高的信息，并在医生指导下适当增加药物用量。同时，应尽可能选择长效降压药，以免血压忽高忽低。另外，用药时间应遵循个体化原则。夜间或晨起血压偏高的患者，即使服用的是长效降压药，也应考虑晚间服药的问题，力争保持 24 小时血压平稳，避免心脑血管意外事件的发生。

降压目标不明确

多数高血压患者对降压治疗的认识仅局限于降低血压，至于血压究竟

需要降至多少才算合适，并不十分了解。同时，部分患者对高血压的认识已非常陈旧。比如，经常会有一些老年患者在看门诊时询问："医生，我今年 70 多岁，160/90 毫米汞柱的血压应该是正常的吧？"

实际上，降压治疗不论年龄，只要血压超过高血压的诊断标准（140/90 毫米汞柱），都必须接受降压治疗。合并糖尿病、肾功能不全、冠心病等靶器官损害的高血压患者，降压目标更为严格，患者一般较难掌握，不妨咨询专科医生。

血压一正常就擅自停药

部分高血压患者不能接受"高血压需要终身治疗"这个现实，害怕长期服用降压药会有副作用，或者会把血压降得过低。不少人在吃了一段时间的降压药以后，发现自己的血压正常了，便擅自停药。殊不知，所谓的"血压正常"是药物的作用，一旦停药，血压又会再次升高。

一般而言，高血压患者如果在用药后，能够把血压控制在 140/90 毫米汞柱以下，没有不适症状，应继续服用原先的药物，药物种类和剂量均不需要调整。如果用药后血压降至 120/80 毫米汞柱，也不必担心，这是最理想的血压，可维持原来的药物剂量。如果血压继续下降至 110/70 毫米汞柱以下，则应在医生指导下将现有药物减半服用或停用一种降压药物。

频繁换药

不少高血压患者比较"心急"，服药两三天以后发现效果不佳，就一再要求医生换药，或者干脆换医院、换医生。其实，医生很难在首诊时（第一次开药）就把所有患者的血压控制到正常水平，患者不宜过分急躁。血压低了，可在医生指导下稍微将降压药减量；血压高了，可在医生指导下将降压药稍稍加量，切忌频繁换药，更不要频繁增减药量。需要提醒的是，

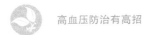

2/3 的高血压患者需要联用两种或两种以上的降压药才能控制血压，单一药物即使价格再贵、疗效再好，也不能将所有高血压降至正常。

道听途说服药

有些高血压患者"胆量惊人"，不去医院请医生诊治，偏偏喜欢"道听途说"选药，自作主张服药。他们只要听说哪个人服用什么降压药有效，就去药店买药服用。运气好时，血压或许能降下来；运气不好时，连换好几种药，血压就是降不下来。实际上，每种降压药在降压的同时，对心脏和其他脏器都有不一样的影响，哪些药适合用、药量该如何增减等，都需要向医生咨询。

缺乏针对性降压治疗

对降压药反应性差、血压长期控制不佳的难治性高血压患者应在专科医生指导下行进一步检查，明确高血压难治的原因，并根据检查结果，有针对性地选择降压药物。

忽视精神心理因素

高血压是一种心身疾病，其发生与心理因素有关，而心理因素对保持血压的稳定也至关重要。除心理打击外，个性强、固执、好争辩、急躁、易怒等，也是导致血压不易控制的重要因素。

熬夜或失眠

失眠是影响高血压疗效、诱发血压波动的重要因素之一。熬夜和失眠会扰乱人体生物钟，破坏血压的昼夜节律，直接影响降压效果。因此，高血压患者一定要重视睡眠质量，平时应尽量避免熬夜，生活要有规律，要劳逸结合。一旦出现持续性的失眠或睡眠不佳状况，患者应高度重视，并及时就医，在医生指导下通过药物与非药物疗法加以调整，避免血压波动与控制不佳。

54

老年人血压难控，先了解两件事

高血压是老年人最常见的慢性病之一，也是导致冠心病、脑卒中、心力衰竭以及慢性肾功能衰竭的主要危险因素之一。随着年龄增长，高血压的患病率不断升高。据统计，在我国 60 岁以上人群中，高血压的患病率约为 50%；而在 80 岁以上人群中，高血压的患病率高达 75%。

老年人高血压有六大特点

老年人高血压的降压目标值与普通成年人相同，都是 140/90 毫米汞柱以下。伴有糖尿病、慢性肾病、心力衰竭者，降压目标为 130/80 毫米汞柱。80 岁以上的"老老年人"、舒张压低于 65 毫米汞柱的单纯收缩期高血压患者，收缩压达标值可放宽至 150 毫米汞柱。

老年人高血压具有以下特点：①脉压（收缩压与舒张压之差）较大，部分老年人仅表现为收缩期高血压（收缩压高，而舒张压偏低）；②血压波动大，体位性低血压发生率高；③昼夜节律异常者多见，夜间血压不降，甚至比白天还高；④患病时间长，伴随疾病多，容易合并心、脑、肾等靶器官损害；⑤容易发生药物不良反应；⑥较难获得理想的血压控制效果，更易出现顽固性高血压。

——— 老年人血压难控与九大因素有关

所谓顽固性高血压，又称难治性高血压，是指在生活方式干预的基础上，服用三种或三种以上的降压药（已达最佳剂量，且其中包括一种利尿剂），血压仍不能达标者。

导致老年人血压难控的常见原因包括：①遗传因素；②假性顽固性高血压（严重的动脉粥样硬化、血压测量的技术问题、"白大衣高血压"等）；③容量负荷过重，如钠盐摄入过多、利尿剂使用不充分；④合并不可逆的靶器官损害，如慢性肾病等；⑤未能改变不良的生活方式，如肥胖、高盐饮食、长期过量饮酒、缺乏运动等；⑥治疗依从性差，不能按时、按医嘱服药，或者选择了不合理的治疗方法，如各种疗效不确定的偏方、秘方、降压皮带、降压手表等；⑦降压治疗的方案不合理；⑧使用了容易导致血压升高或者影响降压药效果的药物，如各种非甾体抗炎药（感冒药、止痛药常含有此类药物成分）、糖皮质激素、促红细胞生成素、含甘草的中草药（如复方甘草合剂等）、人参等；⑨合并继发性高血压。

55

谨防高血压"变脸"

在高血压治疗过程中发生低血压的现象并不少见，尤其是老年人。低血压可导致心脏、肾脏、大脑等重要器官供血不足。老年高血压患者由于血管调节功能减退，很难适应血压急剧降低对重要脏器供血造成的不利影响，症状往往更严重。除了表现为与体位改变有关的头晕、眼前发黑等症状外，部分患者还会出现胸闷、心绞痛、心率加快、尿量减少等严重情况。

诱因细探究

1. 体位变化。如久坐后突然起立、起床后立即下地，或者晚上起夜时，因体位变化而突发头晕、眼前发黑，甚至摔倒。研究发现，平卧时收缩压越高，站立时收缩压下降幅度越大，出现低血压的概率越高。

2. 服用某些降压药物。具有中枢降压作用的甲基多巴、可乐定，具有扩张外周血管作用的哌唑嗪、胍乙啶，以及具有减少静脉回流作用的硝酸酯类、利尿剂等，都可引起低血压。当然，任何一种降压药物剂量过大或用法不当，也都可能导致血压过低。比如，有些患者因服用一种降压药效果不理想，擅自增加药物剂量，或者还没等药物充分发挥作用就过早加用其他降压药，从而导致血压过度降低；有些患者将本应整粒吞服的缓释剂型降压药掰开或碾碎，或者在服药同时饮酒，加速药物吸收，增强降压效应，进而引起血压过度降低。

3. 服用某些抗精神病药。服用吩噻嗪、三环类抗抑郁药、抗焦虑药等，也可能导致低血压。尤其是与抗高血压药同时服用时，更易引起低血压。

防患于未然

1. 防止体液过多丢失。在服用降压药过程中，如遇大量出汗、急性水性腹泻、使用大剂量利尿剂等情况时，应及时补充水和电解质。急性腹泻时，应适当喝一些淡盐水，必要时还需静脉输液。

2. 使用降压药物后要经常测血压。若发现血压偏低，患者应及时去医院就诊，由医生根据血压情况酌情调整降压药剂量，最好不用利尿剂或含有利尿剂成分的降压药。

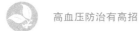

3. 坐起或站起时，动作不宜过快，最好在床边先坐 3 分钟，起立后站 3 分钟，再开始行走。站立时若出现头晕等不适症状，应立即卧床休息，症状严重者应尽早去医院就诊。

4. 严格遵医嘱服药。由于降压药物种类繁多，每种药物都有其适应证。老年高血压患者由于个体差异较大，不要盲从他人的用药体会，擅自增减药物剂量。服药方法要正确，避免睡前服药。经济条件许可者应选用长效制剂。口服长效制剂时要整片吞服，不能将药物掰开、压碎。

特别提醒

　　高血压患者应避免服用含麻黄碱成分的中药或中成药，因为其有升高收缩期和舒张期血压的作用。含有麻黄碱的常用中成药包括息喘丸、复方枇杷糖浆、通宣理肺丸（口服液）、小青龙合剂、麻吉止咳片、消咳宁片、蛤蚧定喘丸、复方川贝精片、莱阳梨止咳糖浆、大活络丸、人参再造丸、气管炎糖浆、半夏露冲剂等。若患者难以区分拟服用的中药是否含有麻黄碱成分，最好在服药前咨询有经验的医生。

56

顽固性高血压，并非都很"顽固"

　　顽固性高血压听起来很可怕，其实相当一部分并非真的"顽固"。老年高血压患者只要根据导致血压难控的常见原因，如有无假性难治性高血压、是否存在"白大衣高血压"、有无继发性高血压、是否吃得太咸、生活习惯是否健康、治疗是否严格遵照医嘱、有无服用影响血压的药物等，进行认真排查和针对性处理，多可取得良好疗效。

留意假性难治性高血压

假性难治性高血压常因血压测量不规范造成。比如：肥胖者上臂较粗但使用了普通的袖带、测压时隔着过多的衣服、放气速度太快、听诊器头置于袖带内或用力过大、测压时室内温度过低等。

许多所谓的"顽固性高血压"，多与"人为因素"有关。例如：出于过分担心药物副作用、嫌服药麻烦或经济拮据等原因，不能严格遵医嘱用药，自行减少服药的次数、种类和每次的药量，或者断断续续服药，导致血压始终处于波动状态；未能采取综合治疗措施，没有养成良好的生活习惯，摄盐过多，胡吃海喝，运动过少，睡眠无规律，精神紧张、焦虑等；没有严格控制与高血压密切相关的其他疾病，如血脂异常、高血糖、高尿酸、肥胖等。

排除"人为因素"是关键

老年高血压患者若能找到这些导致血压控制不佳的"人为因素"，并加以排除，如养成良好的生活习惯、限制钠盐摄入、控制体重、按时遵医嘱服药、学会科学测量血压等，一定能获得显著疗效。

57

顽固性高血压，选药、用药学问大

常用于治疗老年顽固性高血压的药物主要包括：利尿剂、β 受体阻滞

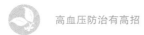

剂、钙离子拮抗剂（地平类）、血管紧张素转化酶抑制剂（普利类）和血管紧张素 Ⅱ 受体拮抗剂（沙坦类）。

对于老年顽固性高血压患者而言，联合用药是不可或缺的治疗手段，不仅能更有效地控制血压，全面保护血管和靶器官，还能减少药物不良反应。联合用药的原则有以下几点。

从小剂量开始

两种降压药均应从小剂量开始。若血压不能达标，可将其中一种药物增至足量；若仍不能达标，可将两种药物均增至足量，或加用小剂量的第三种降压药，必要时可联合使用四种或四种以上的降压药。

选择降压机制不同的药物

避免使用降压机制相近的药物。比如，应当避免 β 受体阻滞剂与普利类或沙坦类联合应用，因为这些药物具有相近的作用机制或作用通路，联合应用效果很差。

选用"增效 + 减少副作用"的药物

尽量选用能增加降压疗效、减少不良反应的降压方案，如 β 受体阻滞剂与地平类联合应用、普利类或沙坦类与利尿剂联合应用等。

应用固定复方制剂

应用复方制剂可提高患者的治疗依从性，有助于长期坚持治疗，保持血压稳定。

试用"非常用"降压药

顽固性高血压患者可尝试应用不常用的降压药，如可乐定、维拉帕米（缓释异搏定）、拉贝洛尔（柳氨苄心定）、螺内酯（安体舒通），以及抗焦虑、抑郁药物。

经充分药物治疗仍不能获得较好控制的顽固性高血压患者，可以尝试通过介入治疗降低血压。比如，通过植入脉冲发生器刺激颈动脉窦压力感受器降压，或采用经导管肾动脉交感神经消融术降压等。

58

高血压用药：莫怕"早"和"多"

国内外研究表明，高血压病患者只要进行有效的降压治疗，使血压达标（一般应低于 140/90 毫米汞柱；合并冠心病、糖尿病或肾病者希望能低于 130/80 毫米汞柱），就能将脑卒中及心肌梗死的危险降低约 1/3。需要强调的是，降压要求"平稳"，在 1~2 个月内降至达标范围。血压降得太快、波动大，也会增加心脑血管的损害，欲速则不达。

血压超过 160/100 毫米汞柱，须联合用药

当收缩压超过诊断标准 20 毫米汞柱、舒张压超过正常 10 毫米汞柱，即 160/100 毫米汞柱，一开始就要用两种降压药物治疗。目前，国内外公认：长效二氢吡啶类钙离子拮抗剂（如氨氯地平、非洛地平、控释硝苯地平）加血管紧张素转化酶抑制剂（或血管紧张素 II 受体拮抗剂）为

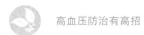
较好的组合。必要时，还可以加用利尿剂，如引达帕胺。这些药物联用时，副作用很小。没有确切作用或未经循证医学证明有效的药物应少用或不用。

─── 除降压外，还需综合治疗

值得注意的是，现在高血压的防治已从单纯的血压控制走向对心脑血管疾病的综合防治。国内外研究认为：中高危或伴其他危险因素的高血压患者，即使血胆固醇升高不明显，也应加用他汀类调脂药，以降低心脑血管意外的发生风险。血压控制后，还应加用抗血小板聚集药阿司匹林。合并糖尿病者还需要在医生指导下服用降糖药。

总之，高血压患者不要因没有症状而不用药，也不要视"联合用药"为"滥用药"。在医生指导下合理、早期选用多种药物联合的治疗方案，能够大大提高生活质量。

59

降压药不存在"耐药性"

大多数高血压患者在服用降压药后，常常血压下降很快，控制满意。但遗憾的是，许多患者由于各种原因未能及早服用降压药。随着高血压病程的延长，全身脏器及大小血管功能逐渐衰退，交感神经兴奋性增加，这些异常的改变在长期血压控制不好、血压波动大时，危害更大，会造成血压越来越高，以致使用更大剂量或更多品种的降压药，血压也难以得到满意控制。从表面上看，这似乎是产生了"耐药性"。其实，降压药与抗生素不一样，长期服用不会产生"耐药性"。

及早服药，争取血压"达标"

高血压患者及时服用降压药，不仅可以获得满意的降压效果，还可以延缓心脑血管病变的发展。若长期拖延不治疗，反而会造成身体一系列病理、生理改变，血管变僵硬，血压越来越难控。因此，一旦发现高血压，患者就应在医生指导下进行治疗，如改变不良生活方式、戒烟、限酒、低盐饮食、减轻心理压力、增加运动等，必要时可服用降压药，力求平稳控制血压。

一般来说，早期高血压患者若无脑卒中、冠心病、肾功能减退、糖尿病等并发症，理想血压水平应低于 120/80 毫米汞柱。若多次测量均在160/100 毫米汞柱，服用一种降压药又不能降压达标时，应考虑联合两种或两种以上药物降压。临床研究证明，只有约 30% 的高血压患者服用一种降压药能控制血压，其余 70% 的患者都要联合用药。

60

服用抗高血压药，先搞清三件事

不少人认为，高血压病诊断容易，治疗也简单。治疗高血压，无非是每天服一两次药。实际上，高血压患者服药的学问大着呢！

是否需要服药

一旦发现自己血压升高，首先要确认自己是否需要服药。一旦确认要服药，大多数患者需要终身服药。高血压分为继发性高血压和原发性高血压两种。继发性高血压有明确病因，如肾病、内分泌肿瘤等，一旦病因去除，患者即不再有高血压，不需要终身服药。原发性高血压病因不明，目前暂无法根治，需要终身服药。一般来说，经不同日的数次测压，血压 ≥ 150/95 毫米汞柱，即需要治疗。如果患者有以下 1~2 条危险因素，且血压 ≥ 140/90 毫米汞柱，就需要治疗。这些危险因素包括老年、吸烟、肥胖、血脂异常、缺乏体力活动、糖尿病等。

何时服药

血压在一天 24 小时中不是恒定的，存在着自发性波动。研究表明，上午 8~10 时和下午 3~5 时，血压最高。一般药物的作用效果在服药后半小时出现，2~3 小时达到高峰。因此，上午 7 时和下午 2 时服降压药最合适。当然，我们还可将服药时间进一步简化：起床后即服药；若中午不休息，则在午饭后 1 小时左右服药。由于夜间睡眠时，血压可大幅下降，故高血压患者若经常白天忘了服药，而在晚上临睡前服用降压药，有可能导致血压在夜间降得太低。特别是老年人，容易因此诱发缺血性脑卒中。

服什么药

研究显示，高血压患者的收缩压每降低 10~14 毫米汞柱、舒张压每降低 5~6 毫米汞柱，可使脑卒中发生概率减少 2/5，冠心病发生概率减少 1/6，人群总心血管事件发生概率减少 1/3。高血压患者的血压应控制在 140/90 毫米汞柱以下。若血压未达到这一目标，就应在医生指导下采取必要措施，如加大剂量、联合用药、更换药物等。

为使血压在一天内基本处于稳定状态，提倡使用长效制剂，逐渐淘汰短效药，避免人为造成血压不稳定。长效制剂每天服用一次，任何时间服用均可（早晨起床后服药最合适），但每天服药的时间宜固定。

61

服降压药后，要关心两件事

有些高血压患者，虽然定期看医生，也服了降压药，但从不监测血压，以为服了降压药就万事大吉了。然而，相关调查结果显示，我国高血压的控制率非常低，在服用降压药的患者中，绝大多数患者的血压都没有达标，他们发生心血管事件的危险性依然非常大。

血压控制是否"达标"

高血压患者要配合医生将血压控制到目标水平，即血压要达标。一般高血压患者，血压应低于 140/90 毫米汞柱；合并糖尿病的高血压患者，血压应低于 130/80 毫米汞柱；有较多蛋白尿（尿蛋白每天超过 1 克）的高血压患者，血压应低于 125/75 毫米汞柱。

高血压患者应该经常监测血压。每一位高血压患者家中最好备有一台血压计，自己或家人要学会测量血压。在降压药物治疗的起始阶段，每天宜测量血压 2~3 次，测量时间为上午 8 时、午后 4 时、晚上临睡前。因为在这些时段，人体血压偏高。"上班族"可安排在双休日或工作间隙测量血压。有些患者的治疗依从性很好，每次到医院看病时，都把平时的血压情况告诉医生，或将平时的血压记录表拿给医生看，这样有利于医生了解患者平时的血压水平及变化规律，有的放矢地为患者调整降压药的种类、剂量及服药时间。

从开始服降压药到血压控制达标，需要一定时间。血压达标一般短则

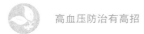

1~2 周，长则 4~8 周。因此，患者不能过急。长效降压药发挥最大疗效的时间要长一些，不能 2~3 天血压下降不满意就找医生换药，频繁换药反而不利于血压控制。

—— 及早发现异常情况

患者服降压药后，要注意发现异常情况，即与以往不同的感觉（症状）或表现。一旦出现明显异常，如皮疹、咳嗽等，应警惕是否出现了药物不良反应。一般来说，降压药的不良反应较轻，只要进行相应处理或停药，大多可以缓解，患者不必过分担忧。

 特别提醒 ∙∙∙∙∙∙∙∙∙∙∙∙∙∙∙∙∙∙∙∙∙∙∙∙∙∙∙∙

药物的不良反应发生在服药后，但服药后出现的"异常"并不一定都与药物有关。所以，高血压患者在服药后出现异常，最好寻求医生帮助。医生会根据具体情况，建议患者做一些必要的检查，如肝肾功能、血电解质或心电图等，并根据检查结果，确定患者是否出现与药物有关的不良反应，以及是否需要换药。

 62

老年高血压：使用利尿剂三注意

老年人通常存在动脉硬化、肾脏功能减退、消化系统功能紊乱，并常合并糖尿病、慢性肾病、冠心病、心力衰竭等疾病。因此，老年高血压患者的治疗通常较复杂，需要使用包括利尿剂在内的多种降压药物联合治疗。此外，老年人服药后的不良反应也较多、较重。对于降压作用较强而副作用较常见的利尿剂而言，合理使用显得尤其重要。

尽可能早上服药

老年人因肾脏功能减退，常表现为夜尿增多，夜间睡眠期间需要多次起床排尿，不仅严重影响夜间睡眠的质量，还有跌倒等潜在风险。因此，老年高血压患者应在白天服用利尿剂，最好早上服用，不仅降压疗效较好，还能减少夜间排尿次数，改善夜间睡眠，降低夜间排尿可能造成的各种风险。需要注意的是，合并前列腺增生的老年男性，夜间排尿次数更多，更应在早上服用具有较强降压疗效的利尿剂。

监测血电解质

噻嗪类利尿剂在排钠、利尿的同时，还有排钾作用。我国居民以含钾较少的猪肉、大米为主要食物，含钾较多的牛肉、土豆等食物吃得少。长期或大剂量使用噻嗪类利尿剂，可能导致低钾血症。老年人在使用噻嗪类利尿剂前，应检测血电解质；在长期使用过程中，也需要定期监测血电解质。一般来说，噻嗪类利尿剂导致的低钾血症通常发生缓慢，大多无明显症状；若低钾血症快速发生或过于严重，患者可能出现乏力、瘫软、恶心、呕吐、心悸等症状，应及时就医。

定期检测血尿酸

噻嗪类利尿剂在增加近端肾小管钠离子重吸收的同时，也会增加尿酸

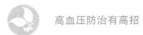

的重吸收，导致血尿酸升高。当摄入大量富含嘌呤的食物，如肉汤、海鲜、动物内脏等时，可能导致高尿酸血症，甚至诱发痛风发作。因此，痛风患者禁用噻嗪类利尿剂，高尿酸血症患者也应慎用。血尿酸偏高但又必须服用噻嗪类利尿剂的高血压患者，应严格限制饮酒，控制高嘌呤食物的摄入，必要时可使用降尿酸药物治疗。血管紧张素 Ⅱ 受体拮抗剂可增加尿酸排泄，具有一定的降尿酸作用，与噻嗪类利尿剂联合使用，可以在一定程度上减轻后者升高血尿酸的副作用。

 特 别 提 醒 ....

不宜使用噻嗪类利尿剂的情况

1. 合并慢性肾功能不全　合并较严重的慢性肾功能不全时，噻嗪类利尿剂的降压作用明显下降，通常需要使用襻利尿剂，如呋塞米和托拉塞米等。

2. 合并低钾血症　合并低钾血症的患者不宜使用具有排钾作用的噻嗪类利尿剂，而应使用保钾利尿剂，如醛固酮受体拮抗剂（螺内酯）或直接作用于肾小管离子通道转运的保钾利尿剂（如氨苯蝶啶、阿米洛利等）。

63

高血压伴高尿酸血症：慎用利尿剂

高血压是常见的慢性疾病，高尿酸血症也不少见。在高血压患者中，高尿酸血症更是多见。我国人群调查发现，在未经治疗的高血压患者中，有

1/5~1/3 伴有高尿酸血症。高尿酸血症和痛风关系密切，大约每 10 个高尿酸血症患者有 1 个发生痛风。

利尿剂可以导致不同程度的血尿酸升高，尤其是噻嗪类利尿剂。高血压患者服用利尿剂降压时发生的痛风大多与药物有关。因此，高血压伴高尿酸血症患者应慎用利尿剂降血压，以免引起血尿酸升高，诱发痛风。

噻嗪类利尿剂

噻嗪类利尿剂包括氢氯噻嗪和吲达帕胺，前者升尿酸作用强于后者。噻嗪类利尿剂主要是通过直接抑制肾小管分泌尿酸或通过促进乳酸产生，间接抑制肾小管分泌尿酸，还可以通过促进肾小管对尿酸的重吸收，导致体内尿酸增加，血尿酸升高。

襻利尿剂

襻利尿剂，如呋塞米（速尿）作用于肾脏髓襻部分的小管，可导致血容量减少、组织血液灌注不足、组织中乳酸生成增加，从而抑制肾小管分泌尿酸，使血尿酸升高。一般来说，在肾功能正常的高血压患者中，噻嗪类利尿剂的降压作用及升尿酸作用强于襻利尿剂。

保钾利尿剂

螺内酯（安体舒通）是一种醛固酮受体拮抗剂，作用于肾小管远端，其升高血尿酸的作用很弱。

由于利尿剂会导致不同程度的血尿酸升高，故合并高尿酸血症的高血压患者不适宜使用利尿剂。血尿酸正常的高血压患者长期服用噻嗪类利尿剂、襻利尿剂或复方降压制剂时，也应定期复查血尿酸，若发现血尿酸升

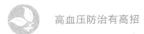

高，应及时换药。

特别提醒

复方降压制剂几乎都包含不同剂量的氢氯噻嗪，如复方卡托普利（氢氯噻嗪卡托普利复方制剂）、安博诺（氢氯噻嗪厄贝沙坦复方制剂）、海捷亚（氢氯噻嗪氯沙坦复方制剂）。氯沙坦虽有轻度降血尿酸的作用，但与氢氯噻嗪合用仍会使血尿酸升高，故已有高尿酸血症的高血压患者不宜服用复方降压制剂。

64

正确看待降压药的不良反应

目前，临床上使用的降压药或多或少都有一些不良反应。常见的有二氢吡啶类钙离子拮抗剂，如氨氯地平（络活喜），每天服 1 片，约 5% 的患者服药后会出现不同程度的踝部水肿；血管紧张素转化酶抑制剂，如贝那普利（洛汀新，普利类），至少 10% 的患者服药后会出现干咳。也就是说，降压药的不良反应个体差异较大，有的患者有，有的患者不明显。为避免不良反应发生，患者一定要在医生指导下找到不良反应最小、降压疗效较好的降压药。

不良反应并不是药物"毒性"

常见降压药的不良反应并不是药物的"毒性"。临床研究证实，络活喜引起踝部水肿是因为它有较强的扩张动脉血管的作用而对静脉无明显扩张作用，使体液回流受阻，造成身体最低部位（脚踝部）水肿，并不是服药后肾脏受损引起的水肿。洛汀新引起的干咳，是因为它阻断了肾素-血管紧张素系统，使一种扩血管物质——缓激肽蓄积在呼吸道黏膜而发生刺激性干咳，并不是药物引起的肺部、气管病变。其他降压药，如 β 受体阻滞剂（倍他乐克）可引起心动过缓；利尿剂可引起血尿酸升高、低血钾等。这些不良反应停药后都可消失。

降压药不良反应与剂量有关

2009 年，国际上一项对 11 000 例高血压患者治疗用药的汇总分析显示，大多数降压药，如利尿剂、β 受体阻滞剂、钙离子拮抗剂、α 受体阻滞剂等不良反应都与剂量有关，剂量越大，不良反应越重。例如，络活喜每天服 5 毫克（1 片），脚踝部水肿发生率为 5% 左右，每天服 10 毫克（2 片），则高达 10% 以上；β 受体阻滞剂有引起心动过缓的作用，减量后心率可立即上升。

降压治疗的益处远大于副作用

在服用降压药时，患者不应总是想到"是药三分毒"。实际上，无不良反应的降压药并不等于"好药"。如果服用了无不良反应，也无降压作用的"中药"，虽然无任何不适，但不能及早控制血压，降压不达标，一切都是空，更谈不上保护心、脑、肾，减少心脑血管事件的发生了。另外，只要患者定期随访，调整用药，大部分降压药的不良反应可通过小剂量联合用药而抵消，如加用替米沙坦可使络活喜下肢水肿由 5% 降到 2% 左右。

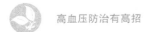

特别提醒 ··

　　长期观察发现，中药只能起辅助降压作用。市面上的珍菊降压片、复方罗布麻等复方制剂，虽然商品名似"纯中药"，但其主要降压成分都不是中药，如每片珍菊降压片含降压西药可乐定 30 微克、氢氯噻嗪 5 毫克；复方制剂中的珍珠粉及野菊花无降压作用，只起消除可乐定口干、头晕等不良反应的作用。目前尚未发现中药可明显降压，千万不要以为中药不良反应小，就只靠吃偏方或中草药来降压。

65

降压药："伤肾"还是"保肾"

　　民间关于降压药损害肾脏的说法由来已久，而且非常顽固。这里说的"肾脏"，不仅指我们常说的分泌尿液的肾脏，也暗含男性性功能之意。降压药真的会伤"肾"吗？高血压患者应该采取哪些措施保护"肾脏"呢？

降压药：不仅降血压，还能保护肾功能

　　肾脏通过形成尿液将人体废物排出，如果肾脏功能减退，不能将多余的水分排出体外，就会导致水肿和血压升高。此外，肾脏还能分泌一些升

高血压的物质，其中最重要的是血管紧张素Ⅱ，它可以收缩外周血管，导致血压升高。血压升高导致肾脏所受到的压力增大，引起肾脏小血管硬化，患者逐渐出现蛋白尿和肾功能损害，使肾脏排出水和废物的能力进一步降低，从而导致血压进一步升高。

高血压与肾脏损害相互影响，形成恶性循环。高血压病情越严重，病程越长，肾脏受到的伤害也越大。所以，控制血压是保护肾功能最根本的措施。许多人担心降压药的副作用，希望通过体育锻炼、少吃盐来降低血压。这当然是正确的，生活方式调整是所有高血压患者都应该做到的，但单纯的生活方式改变，降压幅度有限。目前认为，血压在160/100毫米汞柱以上的患者需要服用降压药，才能使血压降低到正常范围。

不同降压药，对肾脏的影响不同

肾脏功能正常时，降压药不会伤害肾脏。服用任何降压药，只要能够把血压水平降下来，都对肾脏有保护作用。对于大多数高血压患者而言，降压药是"保肾"的。

肾脏已经有不同程度损伤的高血压患者，选择降压药有一些讲究：①有蛋白尿的高血压患者，首选的降压药是沙坦类和普利类，这两种药物是慢性肾脏病患者的首选用药。伴轻度蛋白尿的高血压患者早期使用这两类药物，把血压降到目标值，可使尿蛋白消失。②水肿比较严重的高血压患者，可以选择利尿剂。③肾功能损害比较严重，血肌酐水平已经超过265微摩/升者，需要在医生指导下选用降压药，地平类药物常常是严重肾病患者首选的降压药，服药后还需要定期复查肾功能。

66

服用降压药会影响性功能吗

男性性功能包括性欲、勃起功能和射精功能等。其中，勃起功能障碍与高血压密切相关。调查显示，在勃起功能障碍人群中，约 40% 患有高血压；而在男性高血压患者中，约 15% 合并勃起功能障碍。遗憾的是，由于患者常常羞于启齿，医生在高血压的治疗中往往忽视这个问题。

—— 高血压患者容易发生勃起功能障碍

一方面是心理因素，一些高血压患者精神负担较重，总是担心自己的血压过高，引起性功能异常；另一方面是器质性原因，主要是动脉粥样硬化引起生殖器官血管功能减退。研究表明，导致心血管疾病的多种危险因素，同样也是勃起功能障碍的危险因素，如年龄、吸烟、血脂异常、肥胖、糖尿病和高血压。所以，勃起功能障碍经常被看作动脉粥样硬化的证据，是心血管疾病的"前哨症状"。高血压患者的勃起功能障碍往往是高血压导致动脉粥样硬化，使阴茎动脉血流减少所致。降低血压、改善动脉粥样硬化是治疗男性性功能障碍的主要措施。

国内外指南对防治高血压患者勃起功能障碍有一些推荐：心理性勃起功能障碍患者，首先要通过心理治疗，纠正心理性因素，减轻心理负担。器质性勃起功能障碍患者应选用对勃起功能影响较小的降压药，积极治疗高血压。轻症患者可以通过运动、健康饮食和控制体重来改善；病情较重者，往往需要口服治疗勃起功能障碍的药物。

不同降压药，对性功能影响有差异

钙离子拮抗剂，即常说的地平类药物，对勃起功能无不良影响。血管紧张素转化酶抑制剂，即常说的普利类药物，对勃起功能无不良影响，甚至可能有改善作用。血管紧张素Ⅱ受体拮抗剂，即常说的沙坦类药物，对勃起功能无不良影响，反而有一定的促进和改善作用。β受体阻滞剂对勃起功能有影响。但目前常用的药物大多为$β_1$受体选择性阻滞剂，对勃起功能的影响不大。利尿剂对勃起功能可能有一定影响。

特别提醒

对性功能的影响，往往是高血压本身在作怪，并非降压药"之过"。只要降低了血压，就会对性功能有好处。当然，为了尽可能减少某些降压药对性功能的影响，在选择降压药时，医生会依据个体化原则，根据患者实际的血压水平、合并的其他疾病，以及其肾功能情况做综合考虑。

67

服地平类降压药，怎会头痛和水肿

苯磺酸氨氯地平片是常用降压药，属于第三代二氢吡啶类钙离子拮抗剂，具有水、脂双溶解特性，口服后缓慢吸收，6~12小时达到血药高峰

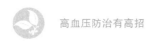

浓度，生物利用度较高（64%～90%），不受进食影响。与其他钙离子拮抗剂一样，其最常见的不良反应是头痛和水肿，一些患者不得不因此停药。是不是患者出现头痛、水肿后，就只能停药呢？

—— 水肿：不经治疗很难消除

钙离子拮抗剂引起下肢水肿的原因主要是小动脉阻力下降，与静脉循环不匹配。研究证实，当动脉和静脉阻力的变化不相适应时，可使前毛细血管循环内静水压增高，液体进入组织间隙，导致水肿。钙离子拮抗剂引起的水肿多见于女性，与立位、年龄大、钙离子拮抗剂种类（贝尼地平较少引起水肿，因为该药同时扩张动脉和静脉，静水压增加不大）和剂量有关。水肿一旦出现，不经治疗很难消除。

水肿最常发生的部位是双下肢，严重者可波及全身，甚至导致心包积液、腹水和胸水。下肢水肿发生后，患者应及时就诊，在医生指导下尽快消除水肿。具体处理方法如下。

一是联合用药。二氢吡啶类钙离子拮抗剂常见的不良反应为踝部水肿，但其水肿可被血管紧张素转化酶抑制剂（ACEI）或血管紧张素 II 受体阻滞剂（ARB）抵消。也就是说，二氢吡啶类钙离子拮抗剂与 ACEI 或 ARB 联合用药，能明显减轻下肢水肿。

二是更换其他钙离子拮抗剂或减少用药剂量。使用利尿剂也可以减轻水肿。

此外，减少站立时间，在医生指导下使用弹力袜，也有助于减轻水肿。必要时可停药，或在医生指导下换药。

—— 头痛：可逐渐消失

钙离子拮抗剂导致的头痛并不呈现剂量依赖性。少数患者，尤其是青年女性患者在开始治疗的数天内可能出现头痛症状，通常在继续治疗后，症状可减轻或消失。研究表明，头痛与血管扩张有关，一般患者均可耐受，无须特殊处理。患者平时应注意调节情绪，避免不良刺激，保持心情愉快。

68

血压正常后，别擅自停药

很多高血压患者误以为血压降下来以后，若继续使用降压药，会使血压降得更低，便擅自停用了降压药。其实，大多数患者服用合适剂量的降压药，使血压下降到一定程度后，血压一般不会进一步降低。临床亦证实，服用降压药后出现血压降得过低的情况，大多是由降压药的使用剂量过高导致。

高血压是由于血管弹性下降或血管阻力增加所致，是一种发生在血管的慢性病变。若患者已经发生高血压，往往是不可能完全自然逆转而被治愈的，只能终身使用降压药控制高血压。

高血压患者在服用降压药一段时间、血压正常以后，可根据血压下降情况，在医生指导下调整降压药的剂量。

1. 如果使用降压药后，血压控制在 140/90 毫米汞柱，患者可以继续维持原药物剂量，不要减量。

2. 如果使用降压药后，血压控制在 120/80 毫米汞柱以下，应每日测量血压 1~2 次，如果血压不再继续下降，可以维持原药物剂量；如果血压继续下降，可以将原药物剂量减半，或停用一种降压药，但不能全部停药，而且还要继续监测血压。

特别提醒

　　高血压患者应用降压药以后，血压降下来，并维持在一定水平，这是降压药发挥作用的结果。一旦停药，降压药的"降血压"作用消失，血压又会升高，切不可频繁增减药物剂量，更不能擅自停药。

69

你是不是擅自停服降压药的八种人

工作繁忙，经常忘记服降压药

　　中年高血压患者，整天忙忙碌碌，压力大，根本无暇顾及自己的身体健康，经常忘记服用降压药。

　　对策：患者需要提高对降压治疗重要性的认识，尽可能坚持每天早上洗漱后服用长效降压药（每天服用 1 次）。

自认为高血压好转而停药

　　高血压患者通常没有明显不适感，只有在血压非常高时才会有头晕、头痛等症状。有些患者误认为没有症状，血压就是正常的，或高血压已好转，不再需要服用降压药。

对策：高血压所带来的风险大多是在没有临床症状时发生的。高血压患者平时即使没有任何症状，也不可随意停药，还应定期在家中测量血压，根据所测得的血压水平，与诊治医生进行讨论，由医生决定是否需要调整降压药的剂量。

认为通过体育锻炼可以降低血压，无须服药

定期的体育锻炼的确有助于降低血压，特别是那些达到出汗状态的体育运动，在某些患者中会产生比较明显的降压效果，但并不意味着天天参加体育锻炼，就可以不服降压药。

对策：体育锻炼的降压作用非常有限。高血压患者即使参加了体育锻炼，血压暂时恢复到正常，也不能擅自停药，必须经过详细的专业评估后，由医生决定是否有必要调整降压药剂量或停药。

认为"是药三分毒"，尽量不吃药

有人认为"是药三分毒"，药物都有不良反应，能不吃尽量不吃，必须吃则尽量少吃。其实，由国家食品和药品监督管理总局批准上市销售的各种化学药品，都通过了完整的有效性与安全性评估，在推荐使用剂量范围内，这些药物通常比较安全，即使长期甚至终身服用，也不会对人体造成明显伤害。

对策：降压药可以有效降低血压，显著降低发生脑卒中、心肌梗死等严重心脑血管疾病的发生风险。不能因为害怕降压药的不良反应，就不吃或少吃甚至拒绝服用降压药。只要能做到合理用药，降压药不仅不会伤害肝肾功能，还有保护心、脑、肾等靶器官的作用。

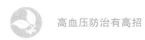
不知道降压药需要长期服用

有的高血压患者缺乏起码的高血压防治知识，以为高血压像发热、感冒等疾病一样，经过治疗后可以"痊愈"。

对策：迄今为止，高血压仍不能根治或治愈。血压是人体神经内分泌调节系统与心脏、血管系统相互作用、综合平衡的结果。血压升高会带来非常严重的心血管病风险，高血压患者需要长期坚持服药，才能降低脑卒中、心肌梗死等疾病的发生风险。

年纪大了，血压自然会升高，无须服药

随着年龄的增长，人体血管的弹性通常会出现程度不同的下降（或称为动脉硬化）。通常，收缩压在中年以后会持续升高，舒张压则在进入老年后因为大动脉硬化而不再上升，甚至有所下降。一些人想当然地认为，年龄增长，血压增高是自然现象，不必治疗。

对策：血压水平随年龄升高绝非必然，更不能称为自然升高，而是一种病理现象，有非常严重的后果。老年高血压患者需要服用降压药控制血压，以降低心脑血管疾病的发生风险。

夏天血管舒张，血压自然会降低，可以停药

在夏天，有些患者即使不服用任何降压药，血压水平也比冬春季要低一些。有些高血压患者在夏天可能出现血压明显降低，甚至低于 140/90 毫米汞柱。每到夏天，这些患者就会"主动"停药。

对策：夏天是否需要调整降压治疗方案，主要看患者是否有明显低血压症状。如果有，应降低药物剂量，甚至停药；如果没有，通常不建议改变治疗方案。

──── 因服药后出现干咳等不适而停药

有些高血压患者在服用降压药后，因出现明显的不良反应，如服用血管紧张素转化酶抑制剂后出现刺激性干咳，服用血管紧张素Ⅱ受体拮抗剂后出现腹泻等肠道功能紊乱症状而停药。

对策：高血压患者在服药后出现不良反应，应在医生指导下减量或换药。如果不良反应不十分严重，患者应尽可能继续服药，因为有些不适会在用药一段时间后明显缓解，甚至消失。

70

夏天：降压药减还是停，谁说了算

夏天气温上升，人体血管呈扩张状态，血压较平时有所下降，但这并不是必然发生的情况。即使血压真的下降了，是否可以减量或停药，最好咨询医生后再决定。

──── 根据血压水平调节用药剂量

普通高血压患者的血压应控制在140/90毫米汞柱以下。夏季若自测血压连续几天低于120/80毫米汞柱，尤其是低于110/60毫米汞柱时，可以将降压药适当减量；若血压低于90/60毫米汞柱时，可以停药。必须注意的是，患者必须在家中严密监测血压变化，每天早晚各测一次血压，使用水银柱血压计或电子血压计均可。若一天中大部分时间的血压超过140/90毫米汞柱，不宜擅自减量或换药，而应在医生指导下调

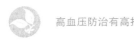

整用药剂量。

根据危险因素调整药物剂量

若高血压患者合并糖尿病或蛋白尿，血压应降至 130/80 毫米汞柱以下，夏天不仅不能减量或停用降压药，还要积极控制血糖水平。肥胖患者还要加强锻炼，减轻体重；血脂异常患者还需要调脂治疗。

睡前别服降压药

不少高血压患者白天工作繁忙，喜欢在睡觉前服用降压药。其实，这种做法是错误的。因为药物在体内的达峰浓度与睡眠后血压自然下降常一致，可产生叠加作用，引起血压大幅度下降。再加上夏天人体出汗多，血黏度相对较高，易导致脑血栓形成。高血压患者最好不要在睡前服用降压药，每天末次服药时间应安排在睡前三四小时。

尽量服用长效降压药

高血压患者尽量使用长效降压药，早晨清醒后即可服用，每天一次，可保持 24 小时平稳降压。

少用利尿剂

夏天人体大量出汗，易导致血容量不足，而利尿药可进一步减少血容量，引起血压过低。因此，体力劳动者夏天应尽量少用利尿药。

特别提醒

1. 降压药要放在干燥、通风的地方。尽量不掰开服用。
2. 饮食均衡，清淡为宜，摄入充足的钾、钙和优质蛋白质。
3. 多饮水，戒烟限酒，放松心情，劳逸结合。

71

冬季，慎用两种降压药

降压药分为不同种类，作用于降低血压的不同环节，各有各的优势。因此，降压药的选择需要因人而异。鉴于人体血压一直处于波动状态，即便患者已经找到了合适的降压药，也不能从此高枕无忧，而是需要不断监测。当季节变换时，更要及时调整药物的剂量和种类。比如，当寒冷季节来临时，患者需要谨慎服用利尿剂和速效降压药。

慎用利尿剂

无论在我国还是欧美国家，利尿剂（如氢氯噻嗪、呋塞米、螺内酯等）都是抗高血压药物的"主力军"之一。其中，噻嗪类利尿剂的应用历史已超过60年。利尿剂一方面通过降低血管平滑肌的钠离子含量、减弱小动脉平滑肌对加压物质的反应，使血管扩张而降压；另一方面通过利尿排钠，使人体内钠和水的排出量超过摄入量，使血容量和细胞外液量减少，心排

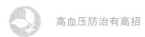

血量下降，从而达到降压作用。因此，服用利尿剂不可避免会减少血容量，使心排血量降低。

冬天，人们的饮水量相对减少，血容量会相应减少。若利尿剂应用不当，会导致人体大量失水，血液高度浓缩，血液黏稠度增加，血小板及纤维蛋白沉积，导致血液循环发生障碍，会增加血栓形成的风险，严重者甚至会引发脑卒中。

━━━ 慎用速效降压药

降压是一个需要长期监控的过程，患者千万不要临时抱佛脚，血压升高时临时服用短效、速效降压药。短效、速效降压药虽然能快速降血压，但如果血压在短时间内急剧下降，可能会诱发大脑或心脏供血突然减少，诱发脑卒中或心绞痛。多数高血压患者合并动脉硬化，其主要脏器，如脑组织、心肌或多或少均存在供血量不足的现象，使用短效、速效降压药骤然降压，会使血流速度减慢，重要脏器供血严重不足。

在自然状态下，高血压患者的血压冬季最高，夏季次之，春秋两季最低。研究表明，冬季受气候影响，血压更容易波动。高血压患者需要与医生配合，合理调整降压药的剂量和种类，才能平稳控制血压。

72

冬天"调药"有讲究

冬天，高血压患者最明显的感觉是血压突然增高，难以控制。于是，一些"久病成良医"的患者开始自行调整降压药。但往往是非但没有起到良好的降压作用，反而增加了药物不良反应。冬天到了，高血压患者应该如何调整降压药，才能做到既安全又有效呢？

根据血压情况决定是否需要"调药"

气温降低后，患者需要根据自身血压情况，在医生指导下合理调整降压药，绝不能凭感觉或偶测的血压水平随意"调药"。首先，血压过高或过低，都可能引起头晕、头痛等不适，但这些感觉有时与血压水平的高低并不相关，故不能凭感觉"调药"。其次，所谓依据血压水平"调药"，并不是凭某一次的血压值进行调整，而是根据一段时间（1周左右）的平均血压水平进行调整。凭一次血压高低随意"调药"，血压会越调越乱，人为制造血压波动。

冬天，患者更要注意监测自己的血压，而监测血压的最好办法是家庭自测血压。血压计应选用经过国际认证的上臂式电子血压仪。测量血压的时间，一般选在两个时段：一是早晨服药前测血压，以了解清晨及全天血药浓度最低时的血压。清晨是一天中血压较高时段，也是容易发生脑卒中、心肌梗死的危险时段。二是傍晚4~6时，因为这是全天又一个血压峰值时段。若这两个时段的血压都控制达标，可大大减少心脑血管事件的发生风险。

调药遵循"增加疗效、不增加不良反应"原则

1.增加单药剂量　这种方法除增加疗效外，也可能增加不良反应，应注意监测与防范。比如，地平类降压药在增加剂量的同时，可能会增加踝部水肿、牙龈增生、心率增快等不良反应；增加普利或沙坦类降压药剂量，个别患者可能发生高钾血症，尤其是肾功能减退的患者或老年人；增加β受体阻滞剂的剂量，可能会引起心动过缓、房室传导阻滞，以及血脂、血糖

轻度异常；增加利尿药的剂量，可能会引起电解质紊乱，最常见的是低钾血症、低钠血症、高尿酸血症，甚至诱发痛风，故应注意监测电解质和肾功能。

2.加用另一种降压药　医生常常会为患者选择不同作用机制的降压药，并注意与原用药物是否有配伍禁忌。如果原降压方案中无利尿药，且患者又没有禁忌证，可以加用利尿药。如果两种药物都有减慢心率的作用，或两种药物都能降低血钾，这两种药物就不能联合使用，以免导致严重不良反应。

3.改用另一种降压药　当一种降压药疗效不佳时，可以考虑换用另一种药物。可以先加用新的药物，取得疗效后，再减去原来的药物。

73

血压骤升怎么办

高血压是急诊常见病，患者多以头晕、头痛、心悸为主诉就诊。有的患者症状不典型，可能因失眠、健忘、记忆力减退或情绪改变等不适而就医。目前，我国成人高血压的患病率约为20%，男性稍多，患病率随年龄增长而增加。我国的高血压知晓率、治疗率和控制率不满意。高血压长期控制不佳会导致心、脑、肾等靶器官功能受损，严重者会导致心绞痛、心肌梗死、心力衰竭、脑卒中，甚至猝死等。因为血压控制不好，导致严重并发症的情况在急诊屡见不鲜。

高血压急症是指高血压患者的血压在短时间内（数小时或数天）显著、急骤升高，同时伴有心、脑、肾、视网膜等靶器官功能损害的一种严重危及生命的临床综合征，可见于原发性高血压和某些继发性高血压，发生率约占高血压患者的 5%。

血压升高怎么办

高血压患者应在医生指导下规律服用降压药，当获得满意降压效果后，应继续坚持服药。若有血压波动情况发生，应寻找原因，如感冒、发热、情绪波动、熬夜、过度劳累等，不要盲目增加降压药剂量。

高血压患者还应养成每天自测血压的好习惯。若偶然测得血压偏高，没有任何不适症状，不必过分紧张，因为影响血压的因素较多，应平静休息 10 分钟后，复测一次血压。若复测血压仍高于正常，患者应及时去门诊就医，由医生根据情况调整治疗方案。需要提醒的是，中青年高血压患者首先应排除继发性高血压（如继发于肾炎、肾动脉狭窄或肾上腺疾病等）可能。

血压明显升高怎么应对

若测得血压明显升高（大于 180/120 毫米汞柱），即为高血压亚急症，虽然一般无生命危险，但患者必须立即去急诊就医，医生会给予急诊口服降压药物治疗并观察病情变化。

如果血压显著升高，收缩压高达 210~240 毫米汞柱，舒张压达 120~130 毫米汞柱，同时出现明显的头痛、眩晕、烦躁、恶心、呕吐、心悸、气急和视力模糊等靶器官急性损害的临床表现，即为高血压急症。患者应立刻休息，保持安静，家属应立刻拨打"120"急救电话，送患者去医院接受进一步治疗，在严密监测下使血压缓慢、平稳下降，并注意避免发生重要脏器灌注障碍。

降压切忌过快过猛

　　当发现血压升高时，有些患者"急功近利"，总希望在最短的时间内把升高的血压降至正常理想水平。实际上，快速降压不仅无益，反而会增加发生心脑血管疾病的风险，导致心率加快、冠状动脉和脑血管供血不足，正所谓"欲速则不达"。

74

高血压患者最须避免的三个误区

把高血压当"感冒"一样看待

　　有些高血压患者吃了几天降压药，血压降下来了，就认为病完全好了，不再服药。实际上，高血压患者在确诊后，通常需要长期坚持服用降压药物。目前常用的降压药物还不能一劳永逸地治愈高血压，患者必须每天坚持服药。即便是有明确原因的高血压（继发性高血压），在解除该因素后，随着年龄的增长，有时还会因其他因素导致高血压。

把降压药物当"抗生素"一样使用

　　不少患者认为，降压药应从常用的、便宜的或"差一些"的开始用，如果一开始就用"最好"的药物，万一出现"耐药"，将来会无药可用。实际上，高血压的病因很多，降压药物的种类也很多，一种药物往往只对一部分患者有明显疗效，患者应根据病情选择最合适的降压药物，而不是像使用抗生素那样逐步"升级"。

━━━ 不断更换就诊的医院、医生或治疗药物

除少数降压药物可以在服药后迅速发挥降压作用外，大部分每天服用一次的长效降压药都需要几天，甚至几周的时间，才能充分发挥其降压作用。因此，高血压患者对治疗应当有耐心，在坚持服用药物一段时间后，再根据血压控制情况，由医生决定是否需要调整治疗方案。同时，患者也不要因为短时间内血压控制不好而轻易换医院、换医生，因为这么做相当于"重新再来"，有时只会延误治疗。当然，如果血压长期控制不佳，患者还是应重新选择就诊的医院或医生。

75

高血压患者应当掌握的两个就医窍门

━━━ 根据病情选择医院或医生

按照我国目前的医疗机构配置，城市有二、三级医院和社区卫生服务中心，前者往往设有高血压专科或专病门诊，后者一般由全科医生提供高血压诊治服务。农村有规模较大的区域性县市医院和提供综合服务的乡镇卫生院，前者大致与城市的二、三级医院职能相似，后者则相当于城市的

社区卫生服务中心。

高血压患者若病情稳定，只是到医院开方、拿药，完全可以去社区卫生服务中心就诊，既方便，又高效。当然，这些基层医疗机构的药物配置可能不足，需要进一步改进，但随着"医药分开"，这些问题最终将得到解决。

若治疗一段时间以后，血压未能得到有效控制，需要变更治疗方案时，患者应考虑去高血压专科或专病门诊就诊。高血压看起来简单，测测血压，开张处方，实则不然。高血压的病因与发病机制复杂，如果所选择的药物不合适，血压有时会难以控制，需要专业医生进行处理。

兼顾伴发疾病的合理诊治

如果高血压患者还伴发其他疾病，如冠心病、糖尿病、血脂紊乱等，或已经发生了并发症，如脑卒中、心肌梗死等，病情会变得更为复杂。患者应在控制好血压的同时，兼顾其他伴发疾病的诊治。比如，合并糖尿病的高血压患者除了要控制血压外，还应重视血糖的控制；伴有冠心病的高血压患者，可选择服用血管紧张素转化酶抑制剂和血管紧张素Ⅱ受体拮抗剂，因为这些药物既能治疗冠心病，也是降压药。

76

绝经后高血压：要不要吃降压药

女性过了 50 岁之后，卵巢功能开始衰退，雌激素水平下降，月经逐渐停止，高血压的发病率也呈上升趋势。临床上把这种在绝经（闭经 1 年称为绝经）后出现的高血压，称为绝经后高血压。据观察，绝经后高血压患者除有血压升高以外，还伴有自主神经功能紊乱，如脸部阵发性潮热、情绪不稳定、睡眠不好、烦躁不安等症。因此，绝经后女性不仅需要降低血压，还要调整自主神经功能紊乱。绝经后高血压的治疗主要从三方面入手。

非药物治疗

绝经后高血压患者应尽可能清淡饮食，限制盐的摄入量；肥胖或体重超重者应限制脂肪摄入；适当锻炼身体，增加体力活动；放松心情，保持心理平衡。轻度血压升高的患者不必急于服用降压药，可以先服用一些调节内分泌、睡眠的药，观察 3 个月到半年。部分患者在更年期症状缓解后，血压也会逐渐下降。

药物降压

中、重度高血压患者，或已合并心、脑、肾等器官损害的轻度高血压患者，需要服用降压药。绝经后高血压患者表现为血压波动性增大，以收缩压增高为主，同时伴有心悸、心前区不适等症状。药物治疗的目的是降低血压。长期目标是减少心、脑、肾等靶器官损害。目前，绝经后高血压的治疗原则与普通高血压基本一致，医生会根据患者的具体情况进行个体化治疗。

1. β 受体阻滞剂，如美托洛尔、比索洛尔。心动过缓、有Ⅱ度以上传导阻滞或哮喘发作期的患者禁用。

2. 血管紧张素转化酶抑制剂（ACEI）及血管紧张素Ⅱ受体拮抗剂（ARB），如贝那普利、赖诺普利、福辛普利、氯沙坦、缬沙坦等。

3. 钙离子拮抗剂（CCB），如地尔硫䓬、维拉帕米。若血压不达标，可加用小剂量利尿剂。

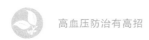
—— 雌激素替代治疗

雌激素水平降低可使其调节血管舒缩的有益作用削弱，导致血压升高。雌激素替代治疗可以扭转或延缓女性绝经期雌激素水平下降，缓解不适症状。但由于雌激素替代治疗可能增加乳腺癌和子宫内膜癌的发生风险，故患者必须在医生指导下使用，并定期随访。

77

驾驶员慎用的降压药

驾驶需要精力高度集中。大多数情况下，驾驶员服用降压药还是比较安全的。但是有些驾驶员在服用部分降压药后可能会出现不良反应，必须慎用。

—— β 受体阻滞剂

β 受体阻滞剂是能选择性地与 β 肾上腺素能受体结合，从而拮抗神经递质和儿茶酚胺对 β 受体激动作用的一类药物。部分高血压患者在服用 β 受体阻滞剂后，可能会出现头晕、嗜睡、乏力、心动过缓、血压下降等现象。

—— 钙离子拮抗剂

钙离子拮抗剂是通过阻滞钙通道来降低血压的化学制剂。部分高血压患者在服药后可能出现眩晕、头痛及面部潮红、水肿等不良反应。

通常，降压药的不良反应是轻微的、可以克服的，也并非每个人都会发生。如果驾驶员在医生指导下服用降压药后没有发生相应不适，可继续服用。如果服药后出现乏力、嗜睡等症状，就可能造成安全隐患。此时，驾驶员应在医生指导下，选择其他种类的降压药，但绝不能因噎废食，中断降压治疗。

特别提醒

复方降压片、复方罗布麻片、北京降压 0 号等复方制剂中常含有镇静剂；还有作用于中枢的降压药，如利血平、可乐定，均有可能威胁驾驶安全，驾驶员应尽量避免服用。

78

降血压：中西医结合"药半功倍"

在临床上，我们经常可以看到一些高血压患者担心吃西药可能发生肝肾功能损害等不良反应，转而把降压希望寄托在中药上。

实际上，西药具有肯定的降压疗效，中药在改善不适症状方面具有特色，将两者的特点相结合才是较好的降压方法。

西药：不良反应较轻，且能够耐受

5%~7% 的高血压患者在服药后会发生头晕、乏力、胸闷等不良反应，但大多较轻微，能耐受。采用小剂量多种药物联合治疗后，降压药导致的不良反应（如肝肾功能损害等）更为少见。由于不同患者对各种药物的反应不一样，部分患者可能会出现一些不良反应。例如，β 受体阻滞剂可诱发哮喘发作，但仅发生于哮喘体质的人，一般人不会出现；服用钙离子拮抗剂后，部分中青年女性易出现头痛、面部潮红、心悸、失眠等交感神经激活反应，老年人容易发生下肢水肿；服用普利类降压药后，10%~20%的患者会发生不同程度的干咳，停药后症状可逐步消失；利尿剂有减少尿酸排泄的作用，可使部分患者血尿酸升高；服用排钾利尿剂可能发生不同程度的血钾降低。

需要强调的是，并非每个患者都会发生上述不良反应。通常在停药或减量后，这些不良反应可消失。联合应用降压药物，可以抵消降压药的不良反应，增强降压疗效。例如，钙离子拮抗剂中的硝苯地平有扩血管、加快心率作用，而 β 受体阻滞剂则有缩血管、减慢心率作用。高血压患者需要正确理解降压药的副作用。当然，医生也会为患者挑选不良反应较小且能长期平稳降血压的药物。

中药：也有副作用

西药是人工合成的，含单一化学成分。大多数中药虽然属于纯天然药物，但每一种中药材都含有多种化学成分，如丹参含 20 种以上的化学成分。经反复提炼后制成的中成药丹参片，有效成分只有 2 种，适用于冠心病患者。

研究证实，并非纯天然药物就一定"纯"，不良反应就小。同西药一样，许多中药也有不良反应，如过去常用的中成药龙胆泻肝丸（临床主要用于治疗头痛、目眩、口苦等），由于含有关木通，易引发肾功能损害，严重时甚至可危及生命。此外，不少高血压患者认为定期静脉滴注活血化瘀的中药可以起到疏通血管、养生保健的作用。事实上，中药注射剂的副作用并不少。中药需要在医生指导下辨证用药，过分强调纯天然、无副作用是不科学的。

西药 + 中药：平稳降血压

采用中西医结合治疗高血压，最典型的例子是珍菊降压片，其主要降压成分是西药可乐定；次要成分是中药珍珠粉、野菊花，用于对抗可乐定的口干、头晕等副作用。西药具有肯定的降血压作用，中药着重改善患者的症状，以提高机体对西药的耐受性。

临床实践证明，用小剂量降压西药配合适量中药，对于符合辨证的特定患者，可以获得较好的血压控制、调整机体气血失和的效果。

部分高血压患者，尤其是更年期女患者常有各种自主神经功能紊乱症状，如心悸、出汗、焦虑、失眠、腹泻、便秘等。遵照中医"未病防病，既病防变"理论中的"治未病"观点，采用中药调节人体气血、阴阳、脏腑功能，可以有效减轻患者的不适症状。

专家提醒

　　中药，无论方剂或中成药都不能有效降低血压。高血压患者只吃中药，很难平稳控制血压。而采用中西医结合方法进行综合治疗，在平稳降血压的同时，还能减轻各种不适症状，提高生活质量。高血压患者应以西药降压为主，必要时可配合中药治疗。

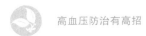

高血压用药十问

1. 一次测量血压偏高，需要马上服用降压药吗？

答：当初次发现血压升高后，需在不同时间多测几次血压，必要时可做 24 小时动态血压监测，并完善有关心、脑、肾、血管等方面的检查，以明确是否存在高血压，并对相关靶器官损害程度进行评估，有利于明确诊断、指导用药。

如果确诊为原发性高血压，并非患者都需要马上用药。无明显靶器官损害、血压偏高（收缩压在 140~159 毫米汞柱或舒张压在 90~99 毫米汞柱）者，可首先采取改善饮食结构、保证睡眠、适当加强体育锻炼等非药物措施进行治疗；1~3 个月后，如果血压仍高，就需服用降压药。如果初诊时血压明显升高，收缩压 ≥ 160 毫米汞柱或舒张压 ≥ 100 毫米汞柱，或存在多种危险因素，甚至已经发生靶器官损害，应立即启动药物治疗。

2. 听说一旦吃上降压药就会上瘾，应尽量推迟开始用药的时间吗？

答：降压药并没有"上瘾"一说。不是因为"上瘾"了，才需要长期服药，而是因为原发性高血压目前还不能被治愈，只能通过药物控制。服用降压药后，如果血压降至正常范围，正是药物治疗有效的表现，应坚持服药，而不是急于减量、停药。

实际上，只有早期发现、及时用药、有效控制，才能避免高血压进展，避免发生高血压相关并发症。过多担心药物的副作用、擅自停药所造成的危害要远大于用药的不良反应。

有的患者由于肥胖、饮酒，以及某段时间过于劳累、紧张、悲伤等原因导致血压升高。当去除这些因素后，若血压在较长时间（3~6个月）控制良好，可以逐渐减少药物的种类或剂量，最终有可能停药。停药后仍需密切观察，若血压在一段时间后再次升高，则必须重新启动药物治疗。

3. 中成药没有副作用，可以代替降压药吗？

答：有人觉得中成药没有副作用，喜欢使用中成药来代替降压西药。事实上，降压作用明显的中成药，多数添加了西药成分。比如珍菊降压片，起降压作用的成分并不是珍珠粉和菊花，而是可乐定和利尿剂。

至于使用保健鞋、保健腕表，大量食用芹菜、木耳、绿豆或者保健品，虽然可能没有明显不良反应，或许还有一定的辅助降压作用，但都不能替代降压药。

4. 药品说明书上写着很多不良反应，说降压药"伤肝、伤肾、影响性功能"，这个问题怎么看？

答：由于大多数降压药物均需通过肝肾代谢，故在肝肾功能不全的情况下，个别药物应禁用，少数药物需要调整剂量，但这并不表示服用降压药一定会"伤肝、伤肾"。

以前常用的复方降压片等复方制剂，既便宜，降压作用又明显，但因为疗效维持时间短、组方复杂、不良反应较多，目前已少用。新型长效降压药能24小时平稳降压，不良反应较少，且具有较强的心、脑、肾等靶器官保护作用，适合长期服用。

通常，"负责任"的说明书对不良反应的罗列较为详尽，但发生概率

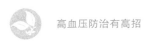

一般不高，医生可以掌控，比如钙离子拮抗剂引起的面部潮红、头痛等反应，与其药理作用有关，停药后即消失，对健康无大影响，无法耐受者可由小剂量开始逐渐加量。而某些比较严重的副作用，在可以预料的情况下，医生在处方已有所考虑，如哮喘患者禁用 β 受体阻滞剂、心力衰竭患者忌用某些钙离子拮抗剂等。

值得注意的是，有些药物的不良反应，并非说明书上写得少就少。例如，复方降压片中所含的利血平可加重抑郁及溃疡病出血，并可导致嗜睡，危及驾驶安全。其实所谓不良反应也是因人而异的。比如 β 受体阻滞剂减慢心率的"不良反应"，正是冠心病、心力衰竭患者，以及心率偏快的高血压患者所需要的。

至于高血压患者出现性功能障碍的问题。医生在给中青年男性高血压患者用药时，会尽量避免应用可能对性功能有影响的利尿剂、β 受体阻滞剂等药物。部分高血压患者出现性功能障碍可能与性器官的血管功能障碍及焦虑情绪等因素有关，通过服用降压药物反而可能改善性功能。

5. 别人用的降压药效果很好，我可以"依样画葫芦"吗？

答：降压药种类很多。目前常用的有血管紧张素转化酶抑制剂（普利类）、血管紧张素 II 受体拮抗剂（沙坦类）、钙离子拮抗剂（地平类）、β 受体阻滞剂（洛尔类）和利尿剂五大类。钙离子拮抗剂降压作用强、耐受性好，最常用；普利类和沙坦类药物除降压作用外，还具有较好的靶器官保护作用，即使血压不高的冠心病、心力衰竭、肾病患者也常常需要服用；后两类降压药的不良反应稍多，一般不作为首选，但也有各自的特点和优势。医生在选择药物时，会根据每个高血压患者的不同情况，合理选择单药治疗或联合用药，以达到优势互补的效果。患者最好不要自行选择降压药物服用。

6. 我的尿量并不少，为什么医生让我服用利尿剂？

答：利尿剂是常用的降压药，价格低廉、疗效确切，特别适用于老年单纯收缩期高血压、肥胖，以及高血压合并心力衰竭的患者。利尿剂主要通过减弱血管对收缩血管物质的反应性来降低血压，长期、小剂量用药并无明显利尿作用，对血压正常者无明显降压作用。利尿剂与其他种类降压药联用，尤其是合理应用保钾类利尿剂（螺内酯）可明显增强降压作用，减少用药剂量和药物不良反应。

7. 降压药一般什么时候服用比较好？

答：短效降压药每日 3 次，不应简单地早、中、晚随三餐服药，最好是每隔 8 小时服用一次，但最后一次服药时间不应安排在临睡前。长效降压药只需每天服用一次，既减少了服药次数，又能温和、平缓降压。大多数长效降压药以晨起空腹服用为佳。若存在长效制剂不能覆盖 24 小时的情况，第二次用药时间可根据血压波动的高峰，安排在下午 4~6 时。夜间血压较高的患者可以在晚间或睡前服用第二次或另外一种长效降压药。

8. 用药后收缩压降至 150~160 毫米汞柱，头晕等症状也没有了，算控制好了吗？

答：降压的根本目的是减少心脑血管病、肾病等并发症的发生和发展，改善生活质量。根据高血压治疗指南的要求，高血压患者应将血压控制在 140/90 毫米汞柱以下；合并糖尿病、肾病等高危因素的患者，应将血压控制在 130/80 毫米汞柱以下；年轻人应当将血压控制在 120/80 毫米汞柱以下；老年人可适当放宽至 150/90 毫米汞柱，若能耐受，可将收缩压控制在 130~140 毫米汞柱。服药后，原先不适症状消失但血压尚未达标的患

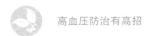

者，需定期监测血压，并据此调整药物种类及剂量，争取达标，切忌凭感觉加减药物。

9. 用了很多药，血压仍控制不好怎么办？

答：用了三种或者三种以上降压药物（包括利尿剂），血压仍未能达标，称为顽固性高血压。这时，患者不应盲目增加药物的种类和剂量，而是要寻找血压控制不良的原因。比如，不良的生活方式和饮食习惯有没有改变？血压测量准确吗？是否存在"白大衣效应"？是否存在继发性高血压可能？睡眠呼吸暂停综合征存在吗？是否过于肥胖？根据医嘱按时、按量服药了吗？有没有其他药物干扰了降压药的作用？血脂、血糖控制好了吗？原先的治疗方案组合与剂量正确、足量吗？

10. 降压药可以与其他药物一起服用吗？

答：高血压患者往往合并冠心病、高脂血症、糖尿病等其他慢性疾病，需要同时服用抗血栓药、调脂药、降糖药等多种药物。随着年龄的增长，患者还可能同时存在肝、肾功能减退，致使药物代谢或排泄量减少，容易发生不良反应。有的药物会使降压、抗凝或降糖作用加强，有的则会减弱这些作用。老年男性常用的治疗前列腺增生的特拉唑嗪、多沙唑嗪等 α 受体阻滞剂等，也有降压作用，且容易导致直立性低血压，甚至晕厥。因此，高血压患者若服用其他药物，要告诉医生全部用药情况（包括中药），医生会注意药物间的相互作用，选择合适的降压药种类与剂量。

80

高血压患者怎样过性生活才安全

性生活不仅是一种中等体力活动，也是一种精神兴奋、情绪激昂的情感活动。性交时，呼吸会加快，心跳会加速，血压会升高。研究表明，性交时收缩压可上升 30~60 毫米汞柱，舒张压可上升 20~40 毫米汞柱。房事结束后，升高的血压逐渐下降，恢复正常。高血压患者由于平时基础血压较高，性生活时血压更高，会导致心脏负担加重。尤其是老年患者或伴有冠心病或心功能不全者，性生活可能诱发心绞痛、心肌梗死、猝死、脑卒中等。

既然高血压患者过性生活有危险，那么，他们的"性福"是否被宣判了死刑？答案是否定的。高血压患者依然能享受"性福"，但要讲究科学。

不同情况，区别对待

一般而言，轻度高血压患者性交时血压虽有所增高，但性交后可很快恢复至先前水平，引起急症的可能性小，可以像正常人一样过性生活。中度高血压患者一般血压比较稳定，可以在药物保护下有节制地过性生活。重度高血压患者，如有明显头痛、胸闷、心前区不适、肾功能减退等，过性生活可能诱发心脑血管意外，应暂停性生活。等经过药物治疗、症状有所缓解后，再咨询医生是否可以恢复性生活。中度以上的高血压患者在血压不稳定或有上升趋势时，不宜过性生活。高血压合并冠心病或脑血管病者，最好在性生活前 30 分钟服用一次扩血管药，如钙离子拮抗剂。

在不违背上述原则的情况下，高血压患者的性生活次数不宜过多（一般每 1~2 周 1 次为宜）。过性生活时，情绪不宜过分激动，动作不宜过于剧烈，时间不宜持续太久。切忌在饥饿、疲劳、饭后、酒后、紧张时行房。

突发不适，及时处理

高血压患者若在性生活过程中出现胸痛、胸闷、心悸、头痛、头晕、气急等现象，应立即停止，切不可勉强为之。患者可平静躺下，喝几口茶水，最好能测量一次血压，若发现血压骤升，可服用一次降压药。若不适症状不能缓解，应及时就医。

81

高血压患者复查不能少

已确诊为高血压并接受降压药物治疗的患者，需要进行复查。除了进行血压监测、观察降压治疗效果外，还需要定期做一些其他检查，以观察血管、心、脑、肾、眼等靶器官损害情况，观察有无其他合并症或危险因素，同时检查可能受降压药物治疗影响的一些指标，如肝功能等。

复查靶器官损害情况

高血压患者应在医生指导下选择一些切实可行的检查项目，判断靶器官的损害情况。基本检查项目包括：①血压，测量四肢血压，计算臂 / 踝血压比值，评估双侧上肢与下肢之间的血压差别，及时发现外周动脉疾病。②颈动脉超声，检查双侧颈动脉有无动脉粥样硬化斑块形成、斑块大小及颈动脉中膜厚度。③心电图，观察有无左心室肥厚、心律失常及 ST-T 改变。④超声心动图，观察左心室、左心房、升主动脉的结构，检测左心室功能（包括舒张功能）。⑤尿白蛋白，检测尿白蛋白排泄量（以早晨第一次尿最好，随机尿也可以），同时进行尿常规检查，以排除尿路感染导致的蛋白尿。⑥血肌酐、尿酸，评估肾脏功能。

如有需要，高血压患者还应检查眼底，检测脉搏波传导速度、中心动脉血压等大动脉功能指标，检查血管内皮功能、自主神经功能及更加敏感的肾功能指标（如胱抑素 C）。若无急性脑卒中病史，通常不需要进行颅脑 CT 或磁共振检查。

复查危险因素控制情况

高血压患者复查时，除靶器官损害的评估外，还应观察有无增加心血管疾病风险的其他疾病或危险因素，主要为血糖和血脂。检查项目包括：空腹血糖、三酰甘油、总胆固醇、高密度脂蛋白胆固醇及低密度脂蛋白胆固醇等。如果空腹血糖明显升高或偏高，则需要进行糖耐量检查，或检测糖化血红蛋白，以确定是否患有糖尿病；如果血脂有明显异常，还需要检测载脂蛋白 A、B、E 及脂蛋白 a 等。

复查药物治疗相关指标

检查项目通常包括：①血常规、肝功能，这些指标可以反映身体一般情况，虽然大部分降压药物对血常规和肝功能无明显影响，但若这些检测指标出现明显异常，患者应更加慎重地选择降压药物。②血浆肾素、血醛固酮，这些指标和使用降压药物有关，尽管检测结果会受到降压药物的影响，但明显异常时仍有重要临床意义。通过检测血浆肾素与醛固酮水平，可以判断是否有醛固酮增多症。若肾素水平较高，醛固酮水平也较高，常提示肾素–血管紧张素系统被激活或过度激活，在排除肾动脉狭窄的情况下，通常使用肾素–血管紧张素系统抑制药物（如血管紧张素转化酶抑制剂或血管紧张素Ⅱ受体拮抗剂等）；若肾素水平较低，而醛固酮水平较高，醛固酮与肾素的比值达到了一定标准值，提示可能为原发性醛固酮增多症，需要进行更多检查，以明确诊断。

复查频率因人而异

如果上述检查没有发现明显异常，高血压患者可以每年复查一次；如果检查发现异常，或病情有变化时，应增加检查频率，每 6 个月或 3 个月复查一次；病情特别严重时，应每月复查。

保健篇

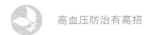

82

高血压患者的危险行为

清晨醒来后马上做剧烈运动

分析：人体血压呈 24 小时周期性变化，每天清晨 6~10 时为第一个高峰，下午 1~4 时为第二个高峰。高血压患者晨起后血压升高更为明显，此时如果进行较为剧烈的锻炼或体力活动，会大大增加发生脑卒中、心肌梗死、心力衰竭的风险。

变换体位时没有缓冲动作

分析：静坐或安静卧床 15~30 分钟后，人体血压会比立位时降低 10~20 毫米汞柱。老年人或高血压患者由于机体对体位变化后血压的调节反应不如年轻人和血压正常者灵敏，一旦从坐位或卧位迅速站立时，血压不能随之快速升高，很可能发生体位性低血压，导致短暂脑缺血，引起黑矇，甚至因一过性意识丧失而摔倒，有可能发生外伤和骨折。高血压患者变换体位时，动作要缓慢。从卧位起身时，可先坐起，再站立。

隆冬季节长时间接触冷水

分析：人体出于自我保护机制，在高温环境中，小血管多处于舒张状态，血压可能略有下降；在寒冷环境里，小血管处于收缩状态，血压会有所升高。研究表明，高血压患者将双手浸于 4℃冷水中 5~10 分钟，血压即可明显升高，且血压升高幅度大于血压正常者。冬天，高血压患者的血压本来就较高，在冷水刺激下，血压会进一步升高。因此，高血压患者在寒冷季节应注意保暖，避免长时间用冷水洗菜、洗衣，以免血压急剧升高。

大便不畅时用力屏气

分析：相当一部分高血压患者或老年人存在或轻或重的便秘，其中一些人会在排便不畅时用力屏气，这是一种不可取，甚至危险的行为。因为排便时用力屏气，可使血压在很短的时间内迅速升高，心率明显加快，心脑血管的负担急剧增加，容易诱发心脑血管意外。便秘的高血压患者可以在医生指导下用一些缓泻剂或外用开塞露通便。

突然下蹲或弯腰

分析：高血压患者突然下蹲或弯腰时，尤其是做头部下冲的动作，可引起脑部血流量急剧增加，引起头昏、头涨、站立不稳等症状。若动作过快、过猛，不仅容易摔倒，还容易因血压骤升而诱发脑血管意外。高血压患者应尽量避免突然下蹲或弯腰，即便要做这一动作，也应尽量缓慢。

饱餐后立即洗热水澡

分析：老年人和高血压患者大多存在心脑血管动脉粥样硬化。进食后，胃肠道血流量大大增加，心脑血管的血流量相应减少。此时如果马上洗热水澡，全身皮肤的小血管舒张，心脑血管的血流量会进一步减少。加之饱餐，尤其是进食高脂肪、高蛋白质食物后，血液中脂质成分增加，血黏度增加，易导致心脑血管系统缺血，甚至导致心肌梗死或脑梗死。因此，高血压患者应在进餐后 1 小时左右再洗澡。

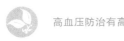

—— 久坐不动

分析：高血压患者长时间坐着不动，不利于血液循环，容易导致血栓形成。高血压患者在打扑克、看电视过程中，应每隔一段时间站起来活动一下，以促进下肢血液循环。

—— 发生较严重腹泻未及时就诊

分析：较严重的腹泻可引起体内血容量减少、血压下降，心脏排出的血流量也会相应减少。腹泻后的脱水状态可引起血黏度增加，易导致血栓形成。

—— 情绪激动、极度悲伤

分析：高血压患者应避免情绪过度激动，保持心境平和。情绪激动时，人体交感神经系统高度兴奋，会使血压急剧上升，心率明显加快，心肌对供血和供氧的需求大大增加，易诱发心肌梗死、脑卒中等心脑血管事件。

83

保护血管，杜绝"八高一少"

血液是维持生命的"洪流"。它"东奔西走"，把营养和氧气带来，把废物带走；它"南征北战"，带领白细胞清除毒素、病原体……作为承载生命洪流的"河道"，血管的重要性更是不言而喻。血管在人体内的分布极其广泛，除角膜、牙齿、毛发、指甲外，处处都有丰富的血管。血管病是一种全身性疾病，冠心病、下肢动脉硬化等血管性病变，其实是全身血管病变的一种局部表现。血管病的特点是发病率高、致死率高、致残率高。

正常情况下，人体内的血管有完整的内皮覆盖。血管内皮就像是河堤，河堤平滑坚固，河水就能顺畅流淌；河堤若不坚固，在河水的侵蚀下出现塌陷、管涌，就会影响河水的畅行。同样道理，人体的血管内皮在"八高一少"等危险因素的作用下受损，原本光滑、连续的血管内壁变得"坑坑洼洼"。血液中的胆固醇、血小板附着在"坑坑洼洼"的血管壁上，逐渐形成粥样硬化斑块，影响血流的正常流动。与此同时，血管的弹性也会变差，有时还会出现血管痉挛，最终导致脏器血供减少甚至停止，导致心梗、脑梗等缺血性事件的发生。

"一高"：高血压

高血压可以引起小动脉痉挛，并进一步引起小动脉内膜和中膜的破坏，使管壁增厚、变硬，管腔变窄。我们常说，高血压本身并不可怕，可怕的是它会引起一系列并发症，如冠心病、脑血管病、慢性肾功能衰竭等。

"二高"：高脂血症

高脂血症主要是指血中低密度脂蛋白胆固醇和三酰甘油升高。血脂升高会使血液变得黏稠，血流速度减慢，时间长了还会破坏血管内皮，使内皮变得不光滑，血液中的"垃圾"就容易附着在血管壁上。

"三高"：高血糖

高血糖会使血液变得黏稠，也容易导致血管硬化。研究发现，与血糖

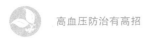

正常的人相比，糖尿病患者的血管病变更严重，发生时间更早。糖尿病患者发生心血管疾病的危险性是非糖尿病者的 2 倍。

"四高"：高尿酸

高尿酸是指血液中的尿酸含量高于正常，大家熟知的"痛风"就是血尿酸升高所致。近年来的研究发现：高尿酸血症常与各种代谢性心血管危险因素（如高血压、高脂血症、2 型糖尿病、肥胖、胰岛素抵抗等）伴发，高尿酸血症是心血管疾病的一种危险因素。

"五高"：高血黏度

血黏度升高可造成血液淤滞、供血不足、血管损伤、局部缺氧和酸中毒，甚至形成血栓。血栓形成犹如在血管内埋下"地雷"，容易造成肢体肿胀、缺血、组织坏死，严重者会危及生命。

"六高"：高年龄

血管病多发生于 60 岁以上的老年人群。老年人血管逐渐老化，结构和功能逐渐退化，血管病的发生率升高。由于多数血管病会历经漫长的发展过程，可能需要十几年甚至几十年，才会表现出各种不适症状，故大家从 35 岁起（甚至更早）就应该重视血管病的预防。

"七高"：高体重

肥胖是"百病之源"，高血压、冠心病、糖尿病、高脂血症、脂肪肝、痛风、骨质疏松等许多疾病都与肥胖相关。

"八高"：高心理压力

研究发现，过度紧张、焦虑、抑郁等心理压力，会造成交感神经过度兴奋，诱发心动过速、高血压等疾病。如果精神紧张因素长期存在，血压便会持续升高，久而久之，血管硬化就发生了。

"一少"：运动减少

研究发现，缺乏运动可使冠心病和脑卒中的发生危险增加50%。人若没有足够的运动，体内过剩的能量无法消耗，就会转变成脂肪储存下来，与肥胖相关的各种疾病亦会"接踵而至"。研究资料表明，年轻时一直坚持运动的人，冠心病、脑卒中、高血压的发病率明显低于长期不运动人群。

84

高血压患者：夏季别做七件事

夏季气温高、湿度大、气压低，人体全身血管处于舒张状态，再加上夏季出汗较多，故多数高血压患者的血压会有所降低。然而相关调查却发现，高血压相关心脑血管事件的发生率，以冬季和夏季最高，且高血压患者更容易在夏季出现不适症状。为保证平安度夏，高血压患者应避免七件事。

吃冰凉食物

夏天气候炎热，人们普遍对各种冰凉食物"青睐有加"，如冰饮料、冰西瓜、冰淇淋等。然而对高血压患者而言，大量进食冰凉食物却是"有百害而无一利"。大量进食冰凉食物以后，不仅会导致胃肠道血管收缩，造成腹痛、腹泻等胃肠道不适，还会使全身小血管反射性收缩，导致血压升高，严重者还可能发生冠状动脉痉挛，造成心肌缺血，甚至心绞痛发作。因此，高血压患者在夏天一定要合理饮食，切忌贪凉。当觉得又热又渴时，最好将冰镇饮料在室温下放置一段时间再饮用，或采用小口慢饮的方式，以免引起血压骤升。

将空调温度调得过低

在炎热的夏季，很多人喜欢把空调温度调得很低，特别是满头大汗地从外面回来时，更希望尽快凉下来。殊不知，室内外温差过大，人体一热一冷，血管一下子从舒张状态变为收缩状态，会导致血压明显升高。反之，若在空调房间里逗留时间较长，一出门便感觉"滚滚热浪"，血管一下子从收缩状态变为舒张状态，血压会下降。如此反复一冷一热，血压不停波动，很容易导致心脑血管事件的发生。因此，高血压患者使用空调时，应将室温保持在 27℃~28℃，不宜过低。

生活欠规律

正常情况下，人的血压在一天中是波动变化的，早上和傍晚血压较高，中午稍低，夜间睡眠时最低。保持血压的这种昼夜变化规律，有助于心脑血管的保护。夏季气候炎热，高血压患者若夜间入睡较晚，早晨起床比较早，睡眠时间减少，睡眠质量下降，会导致夜间血压升高，血压波动增大，加重心脑血管损害。高血压患者在夏季同样要保持规律的生活习惯，保证充足的睡眠，中午可适当午睡 1 小时，以补充夜间睡眠的不足。

忘记补充水分

夏季人体出汗较多，血液易浓缩，很容易导致血栓形成。高血压患者喝水有讲究，不能一次大量饮水，以免增加心脏和血管的负担。宜饮用白开水，也可通过多吃水果、蔬菜补充水分。不要等到口渴了才喝水。要少量、多次饮水。运动前后称体重，每丢失 0.5 千克体重，应补充 2~3 杯水。尿色深时，应多饮水。睡眠时也会丢失水分，故醒来后应饮用 1 杯水。

停止锻炼

夏天气温高，活动后容易出汗，很多高血压患者为此减少了运动量，甚至不运动。运动能提高血管壁的弹性，有效改善小血管痉挛，使大小血管保持良好的收缩和舒张功能，有利于改善高血压的预后。因此，高血压患者在夏季仍应坚持运动，运动时间以傍晚为宜，避免白天的日晒和高温。对于中老年人而言，宜选择节奏较慢、强度较低的全身运动，如打太极拳、骑自行车、散步、游泳等，不宜进行高强度、快节奏的运动。

值得提倡的运动是浴水散热——游泳。游泳不仅能带走体内过多的热量、降温解暑，还能消耗体内过剩的营养，降低血脂、血糖，减少脂肪储存，强身健体。当然，任何一项运动都不能过度，要量力而行。

随意调整降压药剂量

一般来说，多数高血压患者的血压在夏季会有所降低，但有些患者的血压不降反升。这可能与气温高导致身体不适应、烦躁、休息不好有关。高血压患者在夏季应坚持测量血压并做好记录，及时将记录的血压变化情况告诉医生，由医生根据监测结果调整用药剂量。最好不要自己随意改变用药剂量，更不能随意换药。一般而言，若血压没有过分降低，应继续维

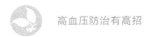
持原来的用药剂量；若血压明显偏低，可在医生指导下酌情减少药物剂量，甚至暂时停药。血压不降反升者，则应在医生指导下及时调整药物剂量。

洗冷水澡

高血压患者夏季宜用温水洗澡。洗冷水澡容易使全身血管收缩，导致血压升高，对高血压患者很不利。若外出回家，应先休息一段时间，补充一些水分后再洗澡，以免因血压波动而发生意外。

85

冬季，高血压患者四大"护身法宝"

密切关注气候

高血压是一种与气候变化密切相关的疾病。寒冷刺激会使高血压患者交感神经异常兴奋，造成心脏收缩力增强，周围血管收缩，导致收缩压及舒张压上升。有证据表明，冬季平均收缩压比夏季高 12 毫米汞柱，平均舒张压比夏季高 6 毫米汞柱；气温每下降 1℃，收缩压上升 1.3 毫米汞柱，舒张压上升 0.6 毫米汞柱。每年冬季，尤其是刮风降温时，各医院急诊室脑卒中、心肌梗死患者明显增加。

不可随意进补

有的高血压患者"大腹便便"，但仍一心想"进补"。一些患者平时血压基本正常，往往因为乱"补"而导致血压异常升高。对高血压患者而言，最好的"补药"是保持乐观、向上的健康心态，每天坚持锻炼身体（如跳舞、快步走等）。

多食鱼、少吃肉

肉类食物，包括猪肉、牛肉、羊肉，含有较高的胆固醇及饱和脂肪酸；鱼类食物含有较多的不饱和脂肪酸。饱和脂肪酸是一种与动脉粥样硬化直接相关的脂肪成分，进食大量饱和脂肪酸后，会增加人体内胆固醇的合成。如果降低食物中的总脂肪，减少饱和脂肪酸的摄入，增加不饱和脂肪酸的摄入（如鱼类），不仅有利于控制血脂水平，对血压也有明显的益处。

老年高血压患者容易出现低蛋白血症。与高脂血症相比，低蛋白血症是引起脑卒中更重要的危险因素。鱼类蛋白质是优质蛋白质，老年人应适量多吃鱼。

慎饮咖啡、浓茶

研究发现，偶尔喝咖啡的人饮一杯浓咖啡，血压会显著升高。经常喝咖啡的人饮一杯浓咖啡，虽然表现为精神兴奋，但血压不升高。经常喝咖啡的高血压患者，可以喝咖啡，但最好不要喝很浓的咖啡，也不要一次喝太多；平时不喝咖啡的高血压患者，最好远离咖啡。

茶叶中含咖啡因和茶碱，对心血管系统有一定的兴奋作用。茶叶中的茶多酚能促进维生素C的吸收；烟酸可维持血管的正常通透性，有保护血管的作用；茶碱有扩张血管及利尿的作用。此外，茶中还有多种微量元素。饮茶有轻度的降压作用，但高血压患者不宜饮用浓茶，可饮用淡绿茶，冬天可饮淡红茶。

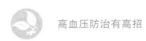

老年高血压患者冬季用药四建议

尽量选用长效降压药

老年人由于存在动脉硬化，血压波动较明显。尤其是早晨，不少患者的血压会急剧升高（最大升幅可达 50 毫米汞柱），特别容易诱发心脑血管疾病。因此，老年人宜选用长效降压药，以达到 24 小时平稳降压的目的，减少血压波动。

舒张压不要降得过低

由于存在动脉硬化的缘故，老年高血压患者往往表现为收缩期高血压，即收缩压升高，舒张压正常。在降压治疗过程中，老年人除了要关注收缩压下降的情况，更要留意舒张压的变化。一般来说，老年高血压患者应将收缩压控制在 140~150 毫米汞柱，舒张压尽量不要低于 65~70 毫米汞柱，以免造成重要器官供血不足，引起头晕、乏力、心悸等不适，甚至诱发脑血栓形成等严重后果。

联合用药

老年患者由于肝、肾功能减退，应采用小剂量、多药联合治疗，避免大剂量单药治疗，以免增加发生药物不良反应的风险。

老年患者的血压波动大，冬天尤甚，故血压监测应更勤一些。早晨醒来后，立即测量一次血压；之后一天中可多次测量血压。每次测量血压前，宜休息 15~30 分钟。

87

"摆平"高血压，把握饮食"四道关"

第一关：控盐

盐分与高血压的关系已经明确。有数据显示，高盐群体的高血压发病风险显著高于低盐群体。还有一个值得注意的问题是：随着年龄增大，人的味蕾敏感度在退化，过去放一小勺盐就觉得挺咸了，现在觉得放这点盐不咸了。于是，人们的摄盐量就越来越大了。其实，在适宜环境温度中，人体每天摄入盐 2~3 克，就可以满足生理需要，除非大热天出汗很多时。世界卫生组织推荐的正常人每天食盐量为 6 克，相当于一个半啤酒瓶盖的量。现在，北京居民平均每天吃盐 12 克，东北已经达到 18 克。中国人每天摄入的食盐量已经大大超标了。

控盐越早越好 要控制高血压，就要控制摄盐量，控制越早，效果越好。除了做菜放的盐，食物里的盐也不能忽略，很多食物都含有钠。有的高血压患者说，我喜欢吃咸的菜，不放盐不行，那我吃酱油行不行？实际上，5 毫升酱油相当于 1 克盐。此外，水煮鱼、火腿肠等也是高盐食品，黄酱、榨菜更是高盐食品的"极品"，这些食品对高血压患者都不利，尤

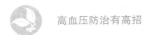

其不能将其作为主菜。

　　试试两种替代方法　有的北方人吃早餐，喜欢将一个馒头掰开，里面加一块酱豆腐，觉得挺好吃。其实，这样的吃法往往会在不知不觉中造成摄盐量超标。要改变饮食习惯，由"口重"变为"口淡"并不容易。不过，有两种替代方法可以试试。第一种，试试加点醋或用糖醋调味，以弥补盐分缺乏的"遗憾"。第二种，可以试试利用菜肴的原味，如番茄炒鸡蛋，可以不加太多的盐。国际临床营养研究证实，让高盐饮食（每日 10 克钠盐以上）的高血压患者改吃低盐饮食（每日 4 克钠盐以下），经过 3 个月的饮食治疗，收缩压平均降低 2.2 毫米汞柱。此外，现在市场上有高钾低钠盐，高血压患者可在咨询医生后，将其作为钠盐的替代品。

第二关：限油

　　"四管齐下"控油　高血压患者特别要防止摄入过多的饱和脂肪和胆固醇。首先要限制动物脂肪的摄入。饱和脂肪主要存在于肥肉中。据测定，肥肉脂肪含量高达 90% 以上，肥瘦肉的脂肪含量为 40%，里脊肉的脂肪含量仅为 8%。当然，肥肉不是一口都不能吃，而要尽量少吃。其次，要限制动物内脏的摄入。吃猪肝补血，一星期吃一次就可以了。第三，要杜绝油炸食品。除了脂肪含量高以外，油炸食品还有很多不安全因素，油饼、炸糕、炸鸡、炸鱼、炸花生米等，都应该从餐桌上撤下来。第四，少吃人造油较多的食品，因为人造油中含有反式脂肪酸，对人体的不利影响近似于动物脂肪。近几十年来，人造油大量用于糕点食品加工，比如奶油蛋糕等。

　　适量选用橄榄油　目前营养学界认为，选择脂肪类型比脂肪摄入量更重要。那么，高血压患者应该选择何种食用油，每天吃多少呢？总的原则是，交替使用不同性质的食用油。不管吃什么油，每天的摄入量应控制在 30 克以下。高血压患者可适量选用橄榄油，每星期 2~3 次或隔天 1 次即可。

因为橄榄油含有单不饱和脂肪酸，有降低血胆固醇、三酰甘油和低密度脂蛋白胆固醇（LDL-C）的作用。橄榄油可做凉拌菜，也可以炒菜，但时间不宜过长，温度不宜过高，在190℃以下，橄榄油不会被破坏。

第三关：注意补钙

低钙饮食会促进收缩压升高　很多高血压患者的膳食是——盐摄入多、钙摄入少。临床营养研究发现，低钙饮食的人群更容易出现血压升高。美国营养学家曾做过这样的实验，一组人采用高钙饮食，每天摄入钙1 200毫克；另一组人采用低钙饮食，每天摄入钙小于400毫克。跟踪若干年后比较发现，随着年龄增加，摄入高钙饮食的人收缩压增高趋势放缓；而采用低钙饮食的人收缩压增高趋势加速，两者有显著差异。

"二加一"补钙法　高血压患者补钙，最简单的方法是食补，可选择含钙高的食物，特别是奶制品。介绍一种"二加一"补钙法：早上一袋250毫升鲜牛奶，晚上一袋250毫升鲜牛奶，中午再加1杯酸奶。乳糖不耐受的人可以改喝酸奶，也可以喝豆浆或用无乳糖的奶粉替代。糖尿病患者可以喝无糖酸奶。不要空腹喝牛奶，最好在餐后慢慢喝一杯；也不要从冰箱里拿出牛奶马上就喝，以免伤胃。有的人喜欢在牛奶中添加一些燕麦片，这也是很好的饮用习惯。血脂异常者可选用低脂奶。平时要注意晒晒太阳，每天至少20分钟。

第四关：新鲜蔬菜和水果不能少

多吃蔬果有利降压　高血压患者多吃蔬菜和水果有助于控制血压。首先，肥胖是公认的导致高血压的危险因素，维持合理体重是防治高血压的基础。多吃蔬菜和水果，有助于降低热量超标的风险，避免肥胖。其次，多吃蔬菜和水果，并减少肥腻的动物性食品摄入，可防止油脂摄入过多，

从而减少血脂异常的发生风险。第三，多吃蔬菜和水果可增加膳食纤维的摄入量，特别是可溶性膳食纤维，有助于降低餐后血糖和血脂，帮助肥胖的高血压患者降低体重。以上"三力"相加，对减少高血压并发症具有非常重要的作用。

　　吃多少有讲究　高血压患者每天的新鲜蔬菜水果摄入量应为 500 克以上。没有糖尿病的患者，各种水果都可以选择，每天分 2 次吃。

专家提醒

　　高血压患者应少吃的食物
　　• 高钠食物：咸菜，榨菜，咸鱼，咸肉，腌制食品，火腿，加碱或发酵粉、小苏打制备的面食和糕点；
　　• 高脂肪、高胆固醇食物：动物内脏、肥肉、鸡蛋黄、松花蛋等；
　　• 辛辣刺激性食品：浓咖啡、浓茶等。

每 100 克高盐食物含 Na^+ 量及折合成食盐量

精盐	39 000 毫克 Na^+	100 克食盐
腌荠菜头	7 250 毫克 Na^+	19 克食盐
酱萝卜	6 880 毫克 Na^+	18 克食盐
酱油	5 800 毫克 Na^+	15 克食盐
榨菜	4 250 毫克 Na^+	11 克食盐
黄酱	3 600 毫克 Na^+	9 克食盐
腌雪里蕻	3 300 毫克 Na^+	8.5 克食盐
香肠、火腿	1 000 毫克 Na^+	4 克食盐

88

降血压，试试十二种蔬菜

俗话说：病从口入。高血压的发生不仅与遗传、环境因素有关，还与饮食因素密切相关。如果平时加强饮食管理，选择有降压功效的蔬菜，将有利于疾病的控制和稳定。据国内外的研究发现，以下十二种蔬菜是高血压患者餐桌上不能缺少的食物。

芹菜

芹菜含芫荽苷、甘露醇等物质，有降血压与调节血脂的作用，对原发性、妊娠期、更年期高血压等均有明显疗效。芹菜可榨汁，煮食，与杭菊花、荸荠煎汤，或与其他蔬菜搭配食用。

芹菜菊花汤　芹菜 2 棵，杭菊花 6 克，番茄 1 个。芹菜切段，番茄切片。以上同煮为汤，调味食用。

芹菜猕猴桃汁　将芹菜连根洗净，切碎，与猕猴桃一起绞汁，每次 1 杯，每日 1~2 次。

荸荠

荸荠有抑菌消炎、抗癌降压作用。荸荠可生吃，也可榨汁、煲汤或炒菜食用。荸荠性寒，不易消化，吃太多容易引起腹胀不适。

荸荠饮　荸荠加鲜藕、草莓、猕猴桃一起榨汁，代茶饮。有生津止渴、降低血压的作用。

番茄

番茄是维生素 C 的最佳来源，而且这种维生素 C 得到有机酸保护，煮时不易被破坏，容易被人体吸收。番茄中还含有大量的番茄红素和胡萝卜素，有抗氧化、消除自由基、减缓动脉粥样硬化形成等作用，对预防心血管疾病和高血压有益。经常吃番茄汁有缓慢降血压、利尿、消肿的作用。

番茄不宜空腹吃，以免促进胃酸分泌，导致烧心、腹痛等不适症状。番茄可生吃、凉拌，也可炒熟吃，但不宜与黄瓜同食。

番茄洋葱炒木耳　　番茄 200 克，洋葱半个，黑木耳 15 克，精盐少许。番茄洗净，用开水烫后剥皮、切块备用。洋葱去皮、切丝备用。黑木耳水发后，撕碎备用。先将番茄、洋葱略炒，再加入木耳同炒，加精盐少许，焖至快熟时调味即可。

苦瓜

苦瓜含胡萝卜素、烟酸、维生素 C、粗纤维、苦瓜素等人体所需要的多种营养物质。其性味苦寒，有清热解毒、清心消暑、明目降压之功效。

苦瓜可绞汁、凉拌、煮汤、炒菜食用。苦瓜含有的草酸会妨碍钙吸收，炒菜前应先把苦瓜放在沸水中焯一下，去除草酸后再炒。脾胃虚寒者慎食。

凉拌苦瓜番茄　　苦瓜、番茄各 150 克，蒜泥、白砂糖、米醋各适量。先将苦瓜去皮、瓤，切成细丝，用开水烫一下，再用凉开水过一遍，沥掉水分；番茄用水烫，去皮切片，与苦瓜混合后加入调料拌匀即可。

海带

海带价廉物美、营养丰富，富含钙、铁、不饱和脂肪酸及膳食纤维。

海带中的褐藻氨酸有降压作用。海带可凉拌、煮汤或炒熟食用。

海带汤　海带 50 克，海蜇皮 50 克。海带洗净切段，海蜇皮洗净切丝，加盐少许，同入锅，加水适量，煮至熟，调味后即可食用。

莼菜

莼菜可分泌一种类似琼脂的黏液，为多糖类物质，有抗癌和降血压作用。莼菜可凉拌、与冰糖同炖或煮汤。莼菜性寒、滑，脾胃虚寒者不宜多食。

西湖莼菜汤　莼菜、荸荠、龙井茶汁、橄榄油各适量。莼菜用沸水浸泡后捞出，沥干水分，荸荠切片；炒锅中下油，烧至五成热，加入莼菜、荸荠翻炒，再加入龙井茶汁煮沸后再调味，淋上橄榄油即成。

菠菜

菠菜富含铁、蛋白质、维生素 A、维生素 C，其赤根中含有一般蔬果所缺乏的维生素 K，有助于防治皮肤、内脏的出血倾向。菠菜可炒食、凉拌或煨汤，但不宜与豆腐同煮。高血压伴有便秘、头痛、眩晕、面赤者更宜食用。

凉拌菠菜　菠菜 250 克，沸水中略烫几分钟，起锅沥干，拌以花生油（或橄榄油）、蒜泥、味精、盐，佐餐食用。

洋葱

在欧洲，洋葱被誉为"菜中皇后"，营养丰富，含维生素 C 及 18 种氨基酸等。近代研究发现，洋葱含有硫化物、类黄酮、苯丙素酚类、甾体皂苷类、前列腺素类等多种化学成分，具有消炎抑菌、防癌抗癌、利尿止泻、

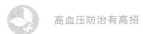

降血糖、降血脂、降血压、抗氧化等作用，是不可多得的保健食品。洋葱可凉拌或炒熟食用，但不宜与蜂蜜同食。

洋葱拌黄瓜　黄瓜 250 克，洋葱半个，切丝。将洋葱放在热水里焯熟，时间要短，水开后即可。黄瓜切片。两者入盘，佐以适量调料，拌匀即可。

红萝卜

红萝卜含有丰富的维生素、矿物质及多种胡萝卜素。现代研究发现，红萝卜含琥珀酸钾盐，有降低血压、强心、抗炎和抗过敏作用。红萝卜可生食、榨汁、煮汤或炒制食用。

红萝卜汁　红萝卜 250 克，洗净、切碎、榨汁后饮用，每日 2 次。

香菇

香菇含有香菇多糖等多种活性物质，其中的酪氨酸、氧化酶等物质有降血压、降胆固醇作用，还可预防动脉硬化、肝硬化等疾病。香菇可炒菜或煮汤食用。

香菇竹笋炒瘦肉　鲜香菇 50 克，鲜冬笋 200 克，猪瘦肉 50 克。将冬笋、香菇洗净切丝，锅内放少量油，入香菇、冬笋与猪瘦肉同炒，加适量葱白、精盐，熟后装盘即可。

胡萝卜

胡萝卜营养价值颇高，被称为"蔬菜之王"。胡萝卜含槲皮素、山茶酚，可降低血压、血脂，对高血压有预防作用。胡萝卜可炒制、煲汤或榨汁食用。

胡萝卜海带粥　新鲜胡萝卜、海带、粳米各适量。将胡萝卜切块，与海带、粳米同入锅，煮至米烂成粥即可。

冬瓜含有大量水分、维生素、微量元素和纤维素，不含脂肪，含钠量很低，有利水消肿、减肥降压功效。冬瓜可煮汤、炒制、煮粥等。

冬瓜鲤鱼汤　冬瓜 250 克，鲤鱼 1 条，将冬瓜去皮切块，鲤鱼去内脏洗净，入锅加水适量，两者同煮至烂熟，调味即可。

89

稳住血压，适量补钾

人体自身有排钠机制，也就是医学上所说的"钠钾泵"（也称"钠泵"），其作用是把钠离子从细胞内"泵"到细胞外，同时把细胞外的钾离子转移到细胞内。钠钾泵可以排出细胞内的钠离子，防止细胞水肿，从而防止血压升高。而钠钾泵要在体内不断转运排出钠离子，离不开钾离子的参与，所以限钠时也要保证有充足的钾摄入。

近年来流行的 DASH 饮食，即降低高血压的膳食模式，也建议减少盐摄入量、控制瘦肉和鱼类摄入量、避免糖果类和高脂肪甜品、增加全谷类食物和蔬菜摄入量。

━━━━ 高钾食物排行榜

豆类和菌菇类食物含钾量最高，如腐竹、干冬菇、干蘑菇、干木耳、赤小豆、扁豆、蚕豆、黄豆、黑豆等。其次是蔬果、鱼虾类，如鳄梨（牛油果）、香蕉、鳊鱼、海虾、蟹肉、鲢鱼、鲫鱼、鸡肉、猪肉、牛肉等。

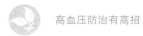

多数谷类食物含钾量较低。

—— 药物补钾有风险

正常人通过摄入富含钾的食物来补钾，并不会引起高钾血症。但服用含钾的药物或补充剂，却存在很大风险。注射过量含钾药物或肾功能不全患者自行服用大剂量含钾药物，易引发高钾血症，最初表现为行走困难，之后可出现吞咽、呼吸及发音困难，四肢无力，心率变慢，心音减轻等，严重时可因呼吸肌麻痹而猝死。因此，药物补钾应在医生指导下进行。

特别提醒 ·····················

　　肾功能不全患者，尤其是正在服用血管紧张素转化酶抑制剂或者血管紧张素Ⅱ受体拮抗剂者，本身就容易出现高血钾，不宜采用高钾饮食。

90

高血压患者如何科学饮水

关于高血压患者如何饮水众说纷纭。有人认为，多喝水能稀释血液、降低血黏度；可冲淡体内盐分，饮食上就不用限盐了，故喝水多多益善。另一些人认为，多喝水会使血液扩容，血压升高；高血压患者肾功能不好，多喝水会加重肾脏负担；还会使血药浓度降低、降压药药效变差等，故对喝水很谨慎。

每天喝八杯水，也适用于高血压患者

正常人的血压是相对稳定的，当各种原因引起血压升高或降低时，机体能通过一系列调节机制将血压恢复正常。

肾脏通过排水、排钠的方式参与维持血压的稳定。如果从膳食中摄入过多的食盐，人们常常会觉得口渴，反射性引起主动饮水增加，细胞外液量和血容量增加，这时肾脏会主动调节，使排水、排钠量增加，最终让细胞外液量和血压恢复到正常。

在正常情况下，人体每日排尿量为 1 500~2 000 毫升，这说明肾脏在调节水的平衡上有很大潜力。在肾功能良好的情况下，单纯饮水增多不会引起血容量变化，也不会影响血压。所以，高血压患者与普通人一样应每天喝八杯水。

"喝水能降压"的说法不科学

水分摄入过少会引起血液浓缩、黏稠度增高、血小板聚集，容易诱发血栓形成，导致脑血栓和心肌梗死。从这一点上来讲，喝水对高血压患者确有益处。

但必须强调的是：喝水绝不能代替药物治疗。很多降压药物在降压的同时，对人体许多组织器官具有不同的保护作用，这是喝水达不到的疗效。

高血压患者喝水的原则

高血压患者限盐是关键，在严格限制钠盐摄入的基础上，应每日饮水 1 500~2 000 毫升，每次不超过 250 毫升。

有研究表明，摄入足量的钙和镁可以有效预防动脉硬化，还可使过

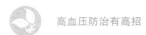
高的血压降至正常。因此，高血压患者适宜饮用富含钙和镁等矿物质的水，如自来水和矿泉水。纯净水由于去除了矿物质，并不适合高血压患者饮用。

高血压患者应在清晨起床后空腹喝 1 杯水、晚上睡前喝 1 杯水，其他时间酌情喝水，养成主动喝水的习惯。避免等到口渴再去喝水，避免暴饮，以防突然增加心脏负担。

91

高血压合并痛风：十条饮食戒律

适量摄入蛋白质

蛋白质摄入量过多会使嘌呤合成增加，且蛋白质代谢会产生含氮物质，可引起血压波动。因此，高血压合并痛风的患者，每日摄入蛋白质的量以每千克体重（理想体重）1 克为宜。牛奶、鸡蛋不含核蛋白，含嘌呤很少，可作为首选的蛋白质来源。减少摄入脂肪含量高的猪肉，增加含蛋白质较高而脂肪较少的禽类及鱼类。每周吃鱼 2~3 次，鱼类含有丰富的蛋氨酸和牛磺酸，能影响血压的调节作用，使尿液钠排出量增加，从而降低血压。

限制脂肪及高胆固醇食物

高脂肪、高胆固醇饮食容易导致动脉硬化，高脂肪食物还有阻碍尿酸排泄的作用，使血尿酸升高。烹调应以植物油为主，如花生油、橄榄油、茶油、玉米油。少吃含胆固醇高的食物，如动物内脏（心、肝、肠、肾、脑）、肥肉、鱿鱼、墨鱼，牛油、奶油等。每日脂肪摄入总量控制在 50 克左右，包括烹调油 20 克。烹调方法宜采用蒸、煮、炖等用油少的方法。

限制盐的摄入量

食盐摄入过多会使小动脉痉挛、血压升高，促使肾小动脉硬化进程加速。适当减少钠盐摄入，有助于降低血压，减少体内水钠潴留。此外，还应减去烹调用酱油中所含的钠。咸（酱）菜、腐乳、咸肉（蛋）、腌制品、蛤贝类、虾米、皮蛋、茼蒿菜、草头、空心菜等食物含钠较高，应尽量少吃或不吃。

避免超重或肥胖

甜食含糖量高，可在体内转化成脂肪，引起血脂异常及肥胖。控制热量摄入，使体重达到理想标准，可减少因肥胖引起的高血压、痛风等疾病。可适当多摄入高纤维素食物，如糙米、玉米、小米等。少吃糖果、甜点、含糖饮料。

增加含钾丰富食物的摄入

富含钾的食物进入人体，有对抗钠引起的升压和血管损伤的作用，可促进尿液中尿酸溶解，减少尿酸沉淀，增加尿酸排出量，防止尿酸性结石形成。含钾丰富的食物：①动物肉类，包括瘦肉、鱼、禽类等；②水果类，包括香蕉、猕猴桃、枣、桃、梨、柿子、菠萝、柑橘、苹果、杏、葡萄、西瓜等；③蔬菜类，如土豆、西兰花、西芹、茄子、芥菜、蒜苗、海带、紫菜、苋菜、油菜、白菜等。

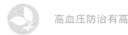

多吃碱性食物

多吃碱性食物，使尿液偏碱性，有利于结石溶解。碱性食物主要包括新鲜蔬菜、水果、牛奶、蛋清等。

多吃具有辅助降压作用的食品

如核桃、杏仁、香菜、大蒜、芹菜、荠菜、玉米、胡萝卜、菊花、海带、冬瓜、黄瓜、茄子、萝卜、荸荠、洋葱、番茄、苹果、香蕉、山楂、柿子、西瓜、红枣、桑葚、柠檬、柑橘等。

多喝水

每日喝水 2 000 毫升。多饮白开水可以加速尿酸排泄，使血尿酸水平降低。

多吃低嘌呤食物，不吃高嘌呤食物

无论是处于急性期还是缓解期，痛风患者均应禁食含嘌呤高的食物。缓解期的痛风患者，可适当放宽嘌呤摄入的限制，选食嘌呤含量较少的食物，维持理想体重。

少嘌呤食物可适量选食，不必严格控制。如精米、精面、蛋类、鲜奶及奶制品、萝卜、胡萝卜、番茄、白菜、土豆、南瓜、青瓜、芹菜，以及各种水果。

中嘌呤食物包括鱼、鸡、牛、羊、鸭、鸽、鳝鱼、各种豆类及豆制品，以及菠菜、菜花、青豆等蔬菜。

高嘌呤食物包括各种动物内脏，如肝、肠、肾、脑、心，部分海产品，如沙丁鱼、凤尾鱼、虾、蟹、贝类、鳟鱼，以及浓肉汁、浓鸡汤、火锅汤、卤制品、菌菇类。

戒烟限酒，少饮咖啡和浓茶

高浓度的酒精会加重高血压。酒精容易使体内乳酸堆积，对尿酸排出有抑制作用，易诱发痛风。痛风患者不宜过多饮用咖啡和浓茶。香烟中的尼古丁会刺激心脏和血管，使血压升高，加速动脉粥样硬化。

高血压合并痛风患者的家常食谱

海带炖土豆	芥菜瘦肉滚汤	醋熘大白菜
苦瓜炒蛋	韭黄肉丝炒蛋	红枣蒸鸡
大蒜芹菜鲇鱼煲	丝瓜炒鳝鱼片	番茄煮鱼腩
红萝卜炒土豆丝	卷心菜炒柿子椒	凉拌藕片
番茄炒鸡蛋	牛肉炒白菜	洋葱炒兔肉丝
大白菜烩鱼松	白萝卜鲫鱼汤	黄花菜蒸鱼
醋熘土豆丝	蒜蓉蒸茄子	麻油拌芹菜叶
鱼片蒸水蛋	芹菜炒肉片	荸荠黄瓜炒兔肉丁
冬瓜鱼丸汤	糖醋带鱼	荸荠蒸鱼饼

92

降压药，空腹服还是餐后服

市场上的降压药品种繁多，说明书中很少标出是空腹还是餐后服用，但患者对此却十分关心。

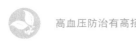
缓释剂型药物

这类药物不可嚼碎或压碎后服用，否则便起不到长效作用。一般应避免与葡萄柚（西柚）汁同服。

常用的缓释剂型药物有三类：①应用激光打孔技术的硝苯地平控释片（如拜新同），可在 24 小时内接近恒速释放，且不受胃肠道蠕动和 pH 的影响，故 24 小时服药一次即可，不受就餐时间限制。②非洛地平缓释片（如波依定），清晨少量进食后，用水整片吞服较好。③缓释维拉帕米（异搏定）应在进食、喝水或喝牛奶后服用。若在空腹时服用，会影响药物释放量，引起胃部不适。缓释异搏定片剂中间有刻痕，可分割成半片服用。

长效降压药物

长效降压药主要包括钙离子拮抗剂、血管紧张素转化酶抑制剂、血管紧张素 II 受体拮抗剂等。钙离子拮抗剂（如活络喜）口服吸收良好，不受食物影响，空腹或餐后服用疗效相当。在血管紧张素转化酶抑制剂中，培哚普利（雅施达）空腹服用疗效好；福辛普利（蒙诺）、苯那普利（洛汀新）、依那普利、赖诺普利可空腹服用，也可与食物一起服用，降压效果不受明显影响。为了控制清晨高血压，防止心脑血管事件发生，通常建议晨起即服用长效降压药。

中效降压药物

大多数中效降压药物空腹服用较饭后服用起效快，一般应选择早晨及午后 2 小时服药。老年人、糖尿病患者或自主神经调节功能欠佳者，为避免体位性低血压等不良反应，可在饭后或两餐之间服用。夜间血压明显低于日间血压者，应在医生指导下根据动态血压的结果，选择最佳的服药时间，以免夜间血压过低。

—— 短效降压药物

卡托普利空腹服用可吸收 60%~75%，餐后服用仅吸收 30%~40%，故应在餐前 1 小时服用。硝苯地平、可乐定口服吸收良好，一般不受食物影响，空腹起效更快，一般应在血压明显升高时临时服用，一般不主张舌下含服。

专家提醒

对胃有刺激作用的药物需餐后服用，以减少空腹服用时胃部不适的症状，如吲达帕胺一般应在早餐后服用。有餐后低血压反应的老年人，应在两餐间服用降压药。若偶尔忘记服药，且该药应在餐后服用的，可在少量进食后补服药物。

93

降压药，白开水送服最佳

—— 服用降压药，饮食有讲究

服用降压药时，最好用白开水送服。服药至少半小时后方可饮茶。因为茶叶中所含鞣酸易与药物发生反应，生成难溶性物质；所含咖啡因可促进胃酸分泌，对胃有刺激作用。

服用降压药前后不宜喝牛奶。因为牛奶可在降压药表面形成覆盖膜，使牛奶中的钙、镁等矿物质与药物发生化学反应，影响疗效。

值得注意的是，西柚汁含柚皮素，会影响肝 P_{450} 酶的功能，使非洛地平缓释片（波依定）、硝苯地平（心痛定、拜新同等）等钙离子拮抗剂的血药浓度升高。因此，饮用西柚汁后，至少需要相隔 12 小时才能服用长效钙离子拮抗剂。

服降压药前后，不宜饮酒

饮酒会影响降压药疗效。酒精是一种诱导剂，会增强酶的作用，使硝酸酯类药物发生体位性低血压、头晕等不良反应概率增加。服用沙坦类降压药的同时饮酒，会使患者血压骤升。饮酒会降低可乐定（珍菊降压片的主要成分）的降压疗效。

专家提醒

保健品治不了高血压

不少人认为保健品是药，吃了可以健身甚至治病。其实，保健品不是药品，服用保健品既降不了血压，也软化不了已经变硬的血管。一些保健品公司抓住老年人得了高血压急于治病、跟着广告走的心理，经常吹嘘所谓"多种中药提炼成的灵丹妙药"，或声称"几个疗程就能根治高血压"等。不少老年人平时很节省，误认为买保健品就是买健康，想健康长寿，出手很大方地买保健品，有的人还抱着"反正保健品吃不坏，试试也无妨"等心态。最终的结果就是花了很多钱，血压根本没有降下来。

94

辅助降压：试试茶饮

鲜芹菜汁

将鲜芹菜 250 克洗净，用沸水烫 2 分钟，切碎绞汁，每次服 100 毫升，每日 2 次。有平肝镇静、降压利尿的作用。

栀子茶

源自《本草纲目》。牙茶、栀子各 30 克。加水适量（800~1 000 毫升），煎浓汁 1 碗（400~500 毫升）。每日 1 剂，分上、下午 2 次温服。能泻火清肝、凉血降压。适用于高血压头痛、头晕等。

决明茶

草决明 250 克，蜂蜜适量。用蜜炙草决明，待冷后储存于玻璃瓶中。每次 10 克，泡水代茶饮。本方能清头目、通大便，可治疗高血压引起的头痛目昏等症。

菊花乌龙茶

杭菊花 10 克，乌龙茶 3 克，用沸水冲泡，代茶饮。可清肝明目。菊花性味苦凉，能平肝潜阳、清利头目。乌龙茶甘苦性凉，醒脾开胃，亦清利头目。此茶对肝阳上亢之眩晕有效。

菊楂决明饮

菊花 10 克，生山楂 15 克，草决明 15 克，冰糖适量。三药同煎，去渣取汁，调入冰糖，代茶饮。可清肝疏风、活血化瘀。菊花、草决明清肝明目而降压，山楂活血化瘀而降脂，草决明还能润肠通便。对阴虚阳亢之眩晕兼大便秘结有效。

天麻橘皮饮

天麻 10 克，鲜橘皮 20 克，两药水煎，代茶饮。可燥湿化痰、平肝熄风。天麻甘温，平肝熄风。橘皮辛温，可健脾燥湿、化痰和中。对痰浊内蕴之眩晕有效。

海带决明饮

海带 20 克，决明子 15 克。用适量水煎煮，食海带饮汤。可消痰散结利水、清肝明目利肠。本品具有降压、降脂的作用，适用于肝阳上亢伴血脂异常的高血压患者。

95

降压粥方，不妨一试

荷叶粥

鲜荷叶 1 张，粳米 100 克，白糖适量。先将荷叶洗净煎汤，将汤与粳米同煮成粥，调入白糖。每日 1 次。可清热生津止渴，有降压、调脂、减肥功效，适用于高血压、高脂血症、肥胖患者。

荠菜粥

荠菜 250 克，粳米 100 克。将荠菜洗净切碎与粳米同煮粥。每日 1 次。有清热解毒、养肝明目、利水消肿之功效，适用于高血压属肝火上炎者。

车前子粥

车前子 20 克，粳米 100 克。将车前子装入布袋，加水浓煎取汁，入粳米同煮成粥。可利水消肿、养肝明目，适用于高血压、肥胖患者。

葛根粉粥

葛根粉 15 克，粳米 100 克，同煮成粥食用。能清热生津、止渴止泻，适用于高血压烦躁口渴者。

96

自我按摩降血压

根据中医辨证分型，高血压可分为肝阳上亢型、阴虚阳亢型、肝肾阴虚型及阴阳两虚型四个证型，还有内风、血瘀、痰阻三个兼证。患者在药物治疗的同时，运用自我保健推拿术辅助治疗，通过循经推拿、穴位推拿或颈椎整复等方法，可更好地缓解不适症状，巩固疗效。

1. 预备姿势　闭目静坐，双手扶膝，舌抵上腭，两唇稍分，呼吸均匀，保持 5~10 分钟，以安定神志。

2. 干洗面　用双手手掌推揉颜面部。自下而上、再向下，以面部发红微热为度。

3. 运顶　两手五指略张开，按于额上，从前发际开始，由前向后，推按头皮，如梳头状。当移动两手拇指到风池穴时，用拇指在风池穴作环状按揉，如此来回 15 次左右，以头皮微微发热为宜。

4. 拿捏双上肢　先用左手自右肩部始至右手掌拿捏 1 分钟，有酸胀感为宜，再换右手拿捏左上肢。

5. 揉内关　以一侧拇指指腹按揉手掌腕横纹往上约三指宽的中央凹陷处，动作轻柔，以酸胀温热为佳。

6. 搓脚心　两手搓热，左手置于右脚心，右手置于左脚心，同时搓动 100 次，直至发热。

7. 揉脚踝　用双手拇指指腹按揉双脚内踝及内踝与跟腱之间的区域，动作轻柔，以酸胀温热为佳。

8. 摩腹　双手相叠，以肚脐为圆心，紧压腹部，以顺时针方向慢慢摩动腹部，以每分钟 30 次左右的频率进行，腹内有热感为宜。

9. 推背　自上至下，用两手掌沿脊椎两侧胰俞、肝俞、胆俞、三焦俞、脾俞、胃俞、肾俞等穴，按揉 30 次。

自我按摩防治高血压主要包括整体调节和局部刺激。整体调节主要作用在肌肉，如按摩颈项部、拿捏双上肢、叩击双腿等，刺激局部肌肉，扩张血管。局部刺激主要是刺激穴位，通过压头三经、运太阳等操作来达到平肝潜阳、疏通经络的疗效；二是直接刺激神经，以达到扩张血管、缓解症状的目的。内关是全身穴位中治疗心脏疾患效果最肯定的穴位之一，揉内关能扩张冠状动脉，增加心肌血供；内踝是肾经太溪穴所在之处，按揉太溪有交通心肾、引火下行的作用，能缓解心烦、口干、腿足无力等症状。

97

高血压防治的"断舍离"

生活方式干预，高血压治疗的基石

高血压的治疗分为药物治疗和非药物治疗两种。非药物治疗，即生活方式干预，是高血压治疗的基石，降压药的使用是血压达标的关键，两者相辅相成，缺一不可。治疗高血压，为什么要进行生活方式干预呢？不少高血压患者认为，总是"限这戒那"，就失去了做人的乐趣，所以宁愿多吃药，也不肯调整生活习惯。其实，许多研究数据表明，非药物治疗有明确的轻度降压效果。肥胖者体重减轻 10 千克，收缩压可下降 5~20 毫米汞柱；膳食限盐（每日摄入食盐＜6 克），收缩压可下降 2~8 毫米汞柱；规律运动和限制饮酒均可使血压下降。因此，及时进行生活方式的调整，有可

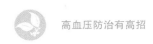
能使高血压前期或轻度高血压患者重新恢复正常血压，帮助 2 级、3 级高血压患者更快、更平稳地使血压达标，进而降低心脑血管疾病的发病风险。

——— 生活方式调整，需"断舍离"

高血压患者如何进行生活方式调整呢？套用近期的热门词，就是要在生活上自觉进行"断舍离"。"断舍离"理念起源于瑜伽修行，教导众生要斩断欲望，舍弃外物，脱离执念。近两年，这个理念被广泛延伸应用于生活管理的各个方面。同样，这一理念也适用于高血压患者的生活方式管理。

"断"，就是要断绝一切不顾健康状况、一味"求多求好"的欲望，减少快节奏、高压力生活带来的紧张、焦虑、抑郁情绪，摆正心态，缓解心理压力，避免因精神心理因素导致血压难控。

"舍"，就是要舍弃"饭后一支烟，赛似活神仙"的惬意和"大碗喝酒，大口吃肉"的痛快。舍弃舒适慵散的生活，坚持每周 5~7 次、每次 30 分钟左右的有氧运动（或累计 30 分钟）。具体措施包括：科学戒烟；严格执行限盐、低脂、高纤维饮食，每人每日食盐量逐步降至 6 克；不饮酒或少饮酒，每天饮白酒不超过 50 毫升，葡萄酒不超过 100 毫升，啤酒不超过 250 毫升；控制每日总能量，减少脂肪摄入，总脂肪占总能量的比例不超过 30%；膳食营养结构均衡，适当增加纤维素摄入量，每天摄入新鲜蔬菜 400~500 克、水果 200~300 克；坚持规律运动，运动量以身体微微出汗为度，运动时以最大心率 ≤ 170 – 年龄为极限；有效控制体重，体质指数（BMI）＜24 千克 / 米^3，男性腰围＜90 厘米，女性腰围＜85 厘米。

"离"，就是要离开"年轻人怎么会得高血压"的错误观念，离开"不头晕不吃药，一头晕猛吃药"的错误服药方式，离开"周围人说什么药好就吃什么药"、拿自己当"小白鼠"以身试药的错误治疗理念，更要离开所谓包治百病的祖传秘方和号称调节血压的神奇保健品，以免花钱买罪受。

98

"H 型高血压"：补点叶酸

在脑卒中患者中，70%~80% 都患有高血压。除了高血压本身可促进脑动脉粥样硬化的发生和发展外，血液中可引发或促进动脉粥样硬化的物质增多也是非常重要的因素，如胆固醇、三酰甘油等。近年来，血液中同型半胱氨酸的浓度越来越受到关注。

—— 半胱氨酸浓度高，脑卒中发生率高

研究发现，血液中同型半胱氨酸浓度增高与动脉粥样硬化有密切的关系。血浆总半胱氨酸水平每升高 5 微摩 / 升，则冠心病危险性增加 60%~80%。

一般来说，当血浆中同型半胱氨酸浓度高于或等于 15 微摩 / 升时，就被认为是高半胱氨酸血症。有人把伴有高半胱氨酸血症的高血压称为 "H 型高血压"（H 是取同型半胱氨酸英文单词 Homocysteine 的第一个字母）。

"H 型高血压" 患者的脑卒中发生率比单纯高血压患者高 5 倍，比正常人高 25~30 倍。因为过高的血压本身会对血管产生伤害，而升高的同型半胱氨酸一方面增强了血小板的凝聚性，血小板凝聚力越强，血液越容易凝结在血管壁，也就越容易在脑血管内形成血栓；另一方面也会使血管内皮容易损伤、硬化。因此，在加重高血压患者血管损害、促进脑卒中发生的过程中，高同型半胱氨酸血症是 "帮凶"。高血压患者可通过去医院检测自己血中同型半胱氨酸水平，确定是否患有高同型半胱氨酸血症。

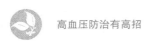

—— 降低半胱氨酸浓度，从调整饮食开始

同型半胱氨酸是甲硫氨酸的中间代谢产物。换言之，甲硫氨酸是产生同型半胱氨酸的主要原料。高动物蛋白质饮食中甲硫氨酸含量较高。叶酸和 B 族维生素缺乏可使血浆同型半胱氨酸的浓度增高。不良的生活方式也有助于高半胱氨酸血症的形成，如长期吸烟、饮酒可影响叶酸和 B 族维生素的吸收，继而升高血同型半胱氨酸水平。当肾功能减退时，血液中的同型半胱氨酸因不能很好地从肾脏排出而升高，所以对于高半胱氨酸血症患者来说，检查肾功能是必不可少的。

预防高半胱氨酸血症，可从以下几方面着手。

1.适当减少动物蛋白质的摄入，如肉类和海产品等食物，以减少同型半胱氨酸的产生。

2.注意补充叶酸和维生素，平时可多吃些新鲜蔬菜、水果、豆类食品，促进同型半胱氨酸的代谢，从而降低其在血浆中的浓度。

3.改变吸烟和酗酒等不良习惯。

较严重的高同型半胱氨酸血症（血浆中的同型半胱氨酸浓度高于或等于 30 微摩 / 升）患者除了需调整饮食以外，还应在医生的指导下进行药物治疗。

99

灸降血压

在进入高血压这扇"大门"之前，还有一段"灰色地带"，即收缩压处于 130~139 毫米汞柱和（或）舒张压介于 85~89 毫米汞柱。也就是说，在上述范围内，血压虽属正常但已偏高，应引起重视。灸法主要对血压处于上述"灰色地带"的人群起到降压作用，对于病程短，无心、脑、肾并发症表现的轻度高血压患者，灸法也有一定的效果。

早在 20 世纪 50 年代，我国就开始应用针灸降血压，艾灸是主要方法之一。通过对数千病例的观察发现，患者在进行艾灸治疗后大多有不同程度的降压效果，而且只要坚持使用，还有明显的远期效果。研究也证明，艾灸内关穴在降压的同时，可使高血压患者脑血管扩张，脑血流量增加，脑部血液循环得以改善。

艾灸法

取穴：百会、涌泉、足三里。

灸法：每次选一穴（涌泉、足三里穴双侧均取），三穴可轮流换用，均用艾条灸。

百会穴和足三里穴为雀啄灸。方法为：艾条点燃后，从远处向穴区接近，当被灸者感觉烫时，将艾条提起，再从远端向穴区接近，如此反复操作 10 次即可停止。每次灸之间应间隔片刻，以免皮肤起疱。

涌泉穴为温和灸，可双侧同时进行。方法为：患者取仰卧位，将点燃之艾条置于距穴位 2~3 厘米处施灸，以感温热而不灼烫为度。每次灸 15~20 分钟。

上述灸法每日 1 次，12 次为一疗程。血压下降后，可改为每周 1~2 次，穴位可只选取一次，也可轮用，宜长期施灸。

穴位灸贴法（也称冷灸法）

取穴：神阙（肚脐）、涌泉。

灸法：上述两穴任选其一。血压偏高者可仅取神阙穴；轻度高血压患者，可先取涌泉穴，待症情改善后，再改取神阙穴。

灸涌泉穴者，可取中药吴茱萸适量研成细末，于每晚临睡前，取15~30 克醋调成稠膏状，将双足洗净，贴敷药膏于穴区，上用消毒纱布覆盖，用胶布固定，次晨取下，每日 1 次。

灸神阙穴者，先清洁穴区，取代温灸膏（一般医药店有售）1 张，剪取 1.5 厘米见方的小块，贴于穴区，每次贴敷 3~4 天，每周敷贴 2 次。

以上方法 10~15 天为一疗程，停敷 2~3 天后，再继续贴灸下一个疗程。

专家提醒

灸法降压无副作用，可长期应用，且可在家庭自疗。但要注意以下几点。

1. 持之以恒。因高血压的产生是长时间的积累，患者不能寄希望于灸上几次就大功告成。当出现降压效果之后，应坚持下去；如效果不明显，可调换穴位或方法。

2. 高血压的发病与不良生活方式关系密切。因此，患者在治疗过程中还需调整饮食结构，进食清淡少盐的食物，戒除烟酒，缓解心理压力。

3. 施灸时，不能停用降压药物。

中药足浴 "绿色" 降压

高血压病归属于中医学 "眩晕" "头痛" 范畴。经过合理治疗，大多数患者的血压可以控制在正常范围内。全国名老中医朱良春教授的经验方

"降压足浴方"，就是中医辅助治疗高血压中的佼佼者。

朱老认为，高血压的病机主要是脏腑气血阴阳平衡失调、肝肾阴虚、肝阳上亢、气血上逆、上实下虚，故治疗的关键在于从整体上调整人体气血阴阳，促上亢之虚阳、上逆之气血下行，疏通经络气血，使患者重新恢复阴平阳秘、气血调畅的正常生理状态。

制法：桑枝 30 克，桑叶 50 克，茺蔚子 30 克，胡麻子 50 克，明矾 20 克，水煎。

用法：取足浴液 1 000 毫升倒入足浴盆中，加入温水，选定温度（40℃左右），设置为恒温，定时 30~40 分钟，并根据个人情况加选震动、冲浪、长波等功能。足浴结束后及时擦干双脚，卧床休息 30 分钟。

每天 1 次，10 天为一疗程。疗程开始前及结束后，应记录血压及症状变化，并及时向医生反馈。治疗过程中，不能自行将降压药减量或停用。

足浴是一种有着 3 000 年历史的中医传统保健方法。临床观察证明，降压足浴法具有疏通经络气血、恢复阴平阳秘、平肝利水降压之功效，无副作用，属"绿色"降压法。

注意事项

1. 足浴环境宜安静舒适，温度适中。

2. 饭前及饭后 30 分钟内不宜进行足浴，以免影响胃肠消化功能。

3. 水温要适宜，一般为 36~43℃，不能超过 45℃或低于 36℃。初次足浴者，水温可以低一些。

4. 足浴过程中若有面色、汗出异常等情况，应立即停止足浴。

5. 足浴后应立即擦干双脚，避免受凉。

6. 足浴时，少数患者因足部血管受热扩张，使脑部血液供应量减少，可能会出现头晕的症状，平卧片刻后，症状可消失。

7. 患有糖尿病足的高血压患者应避免足浴。